U0307672

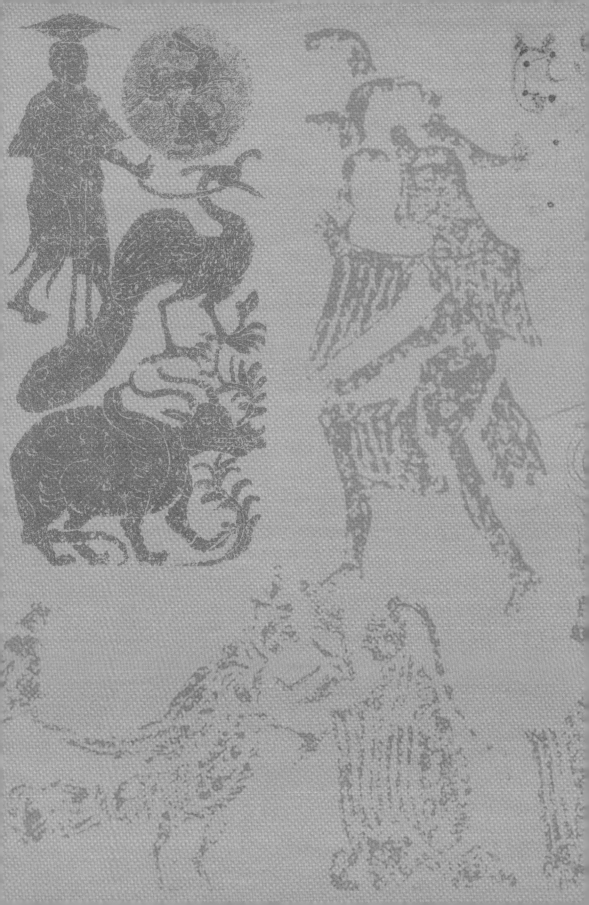

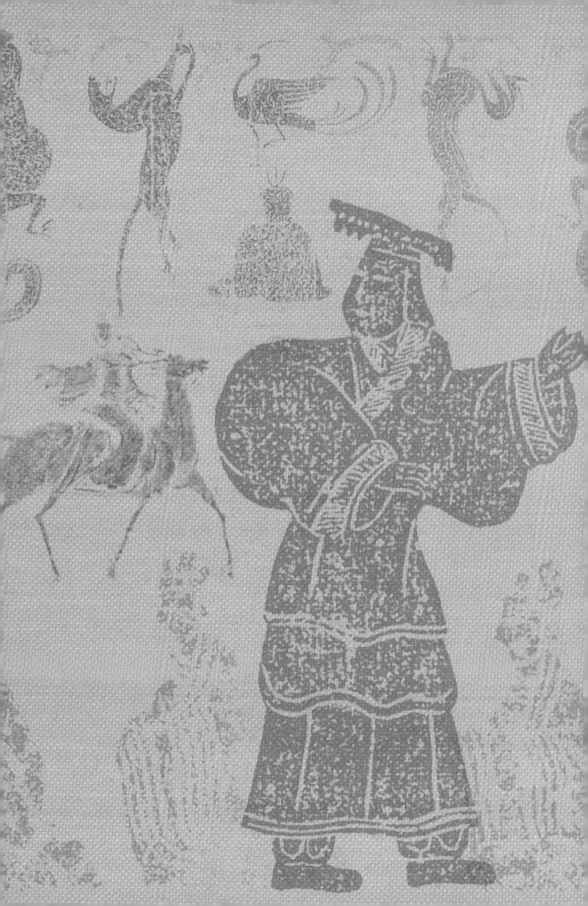

中国古医籍整理丛书

接 骨 全 书

清·徐瑛 撰

陈守鹏　郝桂荣　校注

中国中医药出版社

·北 京·

图书在版编目（CIP）数据

接骨全书/（清）徐瑛撰；陈守鹏，郝桂荣校注 . —北京：
中国中医药出版社，2015. 12（2024.10重印）
（中国古医籍整理丛书）
ISBN 978 - 7 - 5132 - 2925 - 8

Ⅰ.①接…　Ⅱ.①徐…　②陈…　③郝…　Ⅲ.①正骨疗法 - 中
国 - 清代　Ⅳ.①R274. 2

中国版本图书馆 CIP 数据核字（2015）第 271376 号

中国中医药出版社出版
北京经济技术开发区科创十三街 31 号院二区 8 号楼
邮政编码　100176
传真　010 - 64405721
北京盛通印刷股份有限公司印刷
各地新华书店经销

开本 710 × 1000　1/16　印张 6.5　字数 24 千字
2015 年 12 月第 1 版　2024 年 10 月第 9 次印刷
书号　ISBN 978 - 7 - 5132 - 2925 - 8

定价　20.00 元
网址　www. cptcm. com

服 务 热 线　010 - 64405510
购 书 热 线　010 - 89535836
维 权 打 假　010 - 64405753

微信服务号　zgzyycbs
微商城网址　https://kdt. im/LIdUGr
官 方 微 博　http://e. weibo. com/cptcm
天猫旗舰店网址　https://zgzyycbs. tmall. com

国家中医药管理局
中医药古籍保护与利用能力建设项目
组织工作委员会

主 任 委 员 王国强

副 主 任 委 员 王志勇　李大宁

执 行 主 任 委 员 曹洪欣　苏钢强　王国辰　欧阳兵

执行副主任委员 李　昱　武　东　李秀明　张成博

委　　　　员

各省市项目组分管领导和主要专家

　　（山东省）武继彪　欧阳兵　张成博　贾青顺

　　（江苏省）吴勉华　周仲瑛　段金廒　胡　烈

　　（上海市）张怀琼　季　光　严世芸　段逸山

　　（福建省）阮诗玮　陈立典　李灿东　纪立金

　　（浙江省）徐伟伟　范永升　柴可群　盛增秀

　　（陕西省）黄立勋　呼　燕　魏少阳　苏荣彪

　　（河南省）夏祖昌　刘文第　韩新峰　许敬生

　　（辽宁省）杨关林　康廷国　石　岩　李德新

　　（四川省）杨殿兴　梁繁荣　余曙光　张　毅

各项目组负责人

　　王振国（山东省）　　王旭东（江苏省）　　张如青（上海市）

　　李灿东（福建省）　　陈勇毅（浙江省）　　焦振廉（陕西省）

　　蔡永敏（河南省）　　鞠宝兆（辽宁省）　　和中浚（四川省）

项目专家组

顾　问	马继兴　张灿玾　李经纬
组　长	余瀛鳌
成　员	李致忠　钱超尘　段逸山　严世芸　鲁兆麟
	郑金生　林端宜　欧阳兵　高文柱　柳长华
	王振国　王旭东　崔　蒙　严季澜　黄龙祥
	陈勇毅　张志清

项目办公室（组织工作委员会办公室）

主　任	王振国　王思成
副主任	王振宇　刘群峰　陈榕虎　杨振宁　朱毓梅
	刘更生　华中健
成　员	陈丽娜　邱　岳　王　庆　王　鹏　王春燕
	郭瑞华　宋咏梅　周　扬　范　磊　张永泰
	罗海鹰　王　爽　王　捷　贺晓路　熊智波
秘　书	张丰聪

前　言

中医药古籍是传承中华优秀文化的重要载体，也是中医学传承数千年的知识宝库，凝聚着中华民族特有的精神价值、思维方法、生命理论和医疗经验，不仅对于传承中医学术具有重要的历史价值，更是现代中医药科技创新和学术进步的源头和根基。保护和利用好中医药古籍，是弘扬中国优秀传统文化、传承中医学术的必由之路，事关中医药事业发展全局。

1949 年以来，在政府的大力支持和推动下，开展了系统的中医药古籍整理研究。1958 年，国务院科学规划委员会古籍整理出版规划小组在北京成立，负责指导全国的古籍整理出版工作。1982 年，国务院古籍整理出版规划小组召开全国古籍整理出版规划会议，制定了《古籍整理出版规划（1982—1990）》，卫生部先后下达了两批 200 余种中医古籍整理任务，掀起了中医古籍整理研究的新高潮，对中医文化与学术的弘扬、传承和发展，发挥了极其重要的作用，产生了不可估量的深远影响。

2007 年《国务院办公厅关于进一步加强古籍保护工作的意见》明确提出进一步加强古籍整理、出版和研究利用，以及

"保护为主、抢救第一、合理利用、加强管理"的方针。2009年《国务院关于扶持和促进中医药事业发展的若干意见》指出，要"开展中医药古籍普查登记，建立综合信息数据库和珍贵古籍名录，加强整理、出版、研究和利用"。《中医药创新发展规划纲要（2006—2020）》强调继承与创新并重，推动中医药传承与创新发展。

2003～2010年，国家财政多次立项支持中国中医科学院开展针对性中医药古籍抢救保护工作，在中国中医科学院图书馆设立全国唯一的行业古籍保护中心，影印抢救濒危珍本、孤本中医古籍1640余种；整理发布《中国中医古籍总目》；遴选351种孤本收入《中医古籍孤本大全》影印出版；开展了海外中医古籍目录调研和孤本回归工作，收集了11个国家和2个地区137个图书馆的240余种书目，基本摸清流失海外的中医古籍现状，确定国内失传的中医药古籍共有220种，复制出版海外所藏中医药古籍133种。2010年，国家财政部、国家中医药管理局设立"中医药古籍保护与利用能力建设项目"，资助整理400余种中医药古籍，并着眼于加强中医药古籍保护和研究机构建设，培养中医古籍整理研究的后备人才，全面提高中医药古籍保护与利用能力。

在此，国家中医药管理局成立了中医药古籍保护和利用专家组和项目办公室，专家组负责项目指导、咨询、质量把关，项目办公室负责实施过程的统筹协调。专家组成员对古籍整理研究具有丰富的经验，有的专家从事古籍整理研究长达70余年，深知中医药古籍整理研究的重要性、艰巨性与复杂性，履行职责认真务实。专家组从书目确定、版本选择、点校、注释等各方面，为项目实施提供了强有力的专业指导。老一辈专家的学术水平和智慧，是项目成功的重要保证。项目承担单位山东中医药大学、南京中医药大学、上海中医药大学、福建中医药大学、浙江省中医药研究院、陕西省中医药研究院、河南省中医药研究院、辽宁中医药大学、成都中医药大学及所在省市中医药管理部门精心组织，充分发挥区域间互补协作的优势，并得到承担项目出版工作的中国中医药出版社大力配合，全面推进中医药古籍保护与利用网络体系的构建和人才队伍建设，使一批有志于中医学术传承与古籍整理工作的人才凝聚在一起，研究队伍日益壮大，研究水平不断提高。

本着"抢救、保护、发掘、利用"的理念，该项目重点选择近60年未曾出版的重要古医籍，综合考虑所选古籍的保护价值、学术价值和实用价值。400余种中医药古籍涵盖了医经、基础理论、诊法、伤寒金匮、温病、本草、方书、内科、外科、女科、儿科、伤科、眼科、咽喉口齿、针灸推拿、养生、医案医话医论、医史、临证综合等门类，跨越唐、宋、金元、明以迄清末。全部古籍均按照项目办公室组织完成的行业标准《中医古籍整理规范》及《中医药古籍整理细则》进行整理校注，绝大多数中医药古籍是第一次校注出版，一批孤本、稿本、抄本更是首次整理面世。对一些重要学术问题的研究成果，则集中收录于各书的"校注说明"或"校注后记"中。

"既出书又出人"是本项目追求的目标。近年来，中医药古籍整理工作形势严峻，老一辈逐渐退出，新一代普遍存在整理研究古籍的经验不足、专业思想不坚定等问题，使中医古籍整理面临人才流失严重、青黄不接的局面。通过本项目实施，搭建平台，完善机制，培养队伍，提升能力，经过近5年的建设，锻炼了一批优秀人才，老中青三代齐聚一堂，有效地稳定了研究队伍，为中医药古籍整理工作的开展和中医文化与学术的传承提供必备的知识和人才储备。

本项目的实施与《中国古医籍整理丛书》的出版，对于加强中医药古籍文献研究队伍建设、建立古籍研究平台，提高古籍整理水平均具有积极的推动作用，对弘扬我国优秀传统文化，推进中医药继承创新，进一步发挥中医药服务民众的养生保健与防病治病作用将产生深远影响。

第九届、第十届全国人大常委会副委员长许嘉璐先生，国家卫生计生委副主任、国家中医药管理局局长、中华中医药学会会长王国强先生，我国著名医史文献专家、中国中医科学院马继兴先生在百忙之中为丛书作序，我们深表敬意和感谢。

由于参与校注整理工作的人员较多，水平不一，诸多方面尚未臻完善，希望专家、读者不吝赐教。

国家中医药管理局中医药古籍保护与利用能力建设项目办公室
二〇一四年十二月

许 序

"中医"之名立，迄今不逾百年，所以冠以"中"字者，以别于"洋"与"西"也。慎思之，明辨之，斯名之出，无奈耳，或亦时人不甘泯没而特标其犹在之举也。

前此，祖传医术（今世方称为"学"）绵延数千载，救民无数；华夏屡遭时疫，皆仰之以度困厄。中华民族之未如印第安遭染殖民者所携疾病而族灭者，中医之功也。

医兴则国兴，国强则医强。百年运衰，岂但国土肢解，五千年文明亦不得全，非遭泯灭，即蒙冤扭曲。西方医学以其捷便速效，始则为传教之利器，继则以"科学"之冕畅行于中华。中医虽为内外所夹击，斥之为蒙昧，为伪医，然四亿同胞衣食不保，得获西医之益者甚寡，中医犹为人民之所赖。虽然，中国医学日益陵替，乃不可免，势使之然也。呜呼！覆巢之下安有完卵？

嗣后，国家新生，中医旋即得以重振，与西医并举，探寻结合之路。今也，中华诸多文化，自民俗、礼仪、工艺、戏曲、历史、文学，以至伦理、信仰，皆渐复起，中国医学之兴乃属必然。

迄今中医犹为国家医疗系统之辅，城市尤甚。何哉？盖一则西医赖声、光、电技术而于20世纪发展极速，中医则难见其进。二则国人惊羡西医之"立竿见影"，遂以为其事事胜于中医。然西医已自觉将入绝境：其若干医法正负效应相若，甚或负远逾于正；研究医理者，渐知人乃一整体，心、身非如中世纪所认定为二对立物，且人体亦非宇宙之中心，仅为其一小单位，与宇宙万象万物息息相关。认识至此，其已向中国医学之理念"靠拢"矣，虽彼未必知中国医学何如也。唯其不知中国医理何如，纯由其实践而有所悟，益以证中国之认识人体不为伪，亦不为玄虚。然国人知此趋向者，几人？

国医欲再现宋明清高峰，成国中主流医学，则一须继承，一须创新。继承则必深研原典，激清汰浊，复吸纳西医及我藏、蒙、维、回、苗、彝诸民族医术之精华；创新之道，在于今之科技，既用其器，亦参照其道，反思己之医理，审问之，笃行之，深化之，普及之，于普及中认知人体及环境古今之异，以建成当代国医理论。欲达于斯境，或需百年欤？予恐西医既已醒悟，若加力吸收中医精粹，促中医西医深度结合，形成21世纪之新医学，届时"制高点"将在何方？国人于此转折之机，能不忧虑而奋力乎？

予所谓深研之原典，非指一二习见之书、千古权威之作；就医界整体言之，所传所承自应为医籍之全部。盖后世名医所著，乃其秉诸前人所述，总结终生行医用药经验所得，自当已成今世、后世之要籍。

盛世修典，信然。盖典籍得修，方可言传言承。虽前此50余载已启医籍整理、出版之役，惜旋即中辍。阅20载再兴整理、出版之潮，世所罕见之要籍千余部陆续问世，洋洋大观。

今复有"中医药古籍保护与利用能力建设"之工程，集九省市专家，历经五载，董理出版自唐迄清医籍，都400余种，凡中医之基础医理、伤寒、温病及各科诊治、医案医话、推拿本草，俱涵盖之。

噫！璐既知此，能不胜其悦乎？汇集刻印医籍，自古有之，然孰与今世之盛且精也！自今而后，中国医家及患者，得览斯典，当于前人益敬而畏之矣。中华民族之屡经灾难而益蕃，乃至未来之永续，端赖之也，自今以往岂可不后出转精乎？典籍既蜂出矣，余则有望于来者。

谨序。

第九届、十届全国人大常委会副委员长

许嘉璐

二〇一四年冬

王 序

中医学是中华民族在长期生产生活实践中，在与疾病作斗争中逐步形成并不断丰富发展的医学科学，是中国古代科学的瑰宝，为中华民族的繁衍昌盛作出了巨大贡献，对世界文明进步产生了积极影响。时至今日，中医学作为我国医学的特色和重要医药卫生资源，与西医学相互补充、相互促进、协调发展，共同担负着维护和促进人民健康的任务，已成为我国医药卫生事业的重要特征和显著优势。

中医药古籍在存世的中华古籍中占有相当重要的比重，不仅是中医学术传承数千年最为重要的知识载体，也是中医为中华民族繁衍昌盛发挥重要作用的历史见证。中医药典籍不仅承载着中医的学术经验，而且蕴含着中华民族优秀的思想文化，凝聚着中华民族的聪明智慧，是祖先留给我们的宝贵物质财富和精神财富。加强对中医药古籍的保护与利用，既是中医学发展的需要，也是传承中华文化的迫切要求，更是历史赋予我们的责任。

2010 年，国家中医药管理局启动了中医药古籍保护与利用能力建设项目。这既是传承中医药的重要工程，也是弘扬优秀民族文化的重要举措，不仅能够全面推进中医药的有效继承和创新发展，为维护人民健康作出贡献，也能够彰显中华民族的璀璨文化，为实现中华民族伟大复兴的中国梦作出贡献。

相信这项工作一定能造福当今，嘉惠后世，福泽绵长。

国家卫生和计划生育委员会副主任

国家中医药管理局局长

中华中医药学会会长

王国强

二〇一四年十二月

马 序

新中国成立以来，党和国家高度重视中医药事业发展，重视古籍的保护、整理和研究工作。自 1958 年始，国务院先后成立了三届古籍整理出版规划小组，分别由齐燕铭、李一氓、匡亚明担任组长，主持制定了《整理和出版古籍十年规划 (1962—1972)》《古籍整理出版规划（1982—1990)》《中国古籍整理出版十年规划和"八五"计划（1991—2000)》等，而第三次规划中医药古籍整理即纳入其中。1982 年 9 月，卫生部下发《1982—1990 年中医古籍整理出版规划》，1983 年 1 月，中医古籍整理出版办公室正式成立，保证了中医古籍整理出版规划的实施。2002 年 2 月，《国家古籍整理出版"十五"(2001—2005) 重点规划》经新闻出版署和全国古籍整理出版规划领导小组批准，颁布实施。其后，又陆续制定了国家古籍整理出版"十一五"和"十二五"重点规划。国家财政多次立项支持中国中医科学院开展针对性中医药古籍抢救保护工作，文化部在中国中医科学院图书馆专门设立全国唯一的行业古籍保护中心，国家先后投入中医药古籍保护专项经费超过 3000 万元，影印抢救濒危珍、善、孤本中医古籍1640余种，开展了海外中医古籍目录调研和孤本回归工作。2010年，国家财政部、国家中医药管理局安排国家公共卫生专项资金，设立了"中医药古籍保护与利用能力建设项目"，这是继1982～1986年第一批、第二批重要中医药古籍整理之后的又一次大规模古籍整理工程，重点整理新中国成立后未曾出版的重要古籍，目标是形成并普及规范的通行本、传世本。

为保证项目的顺利实施，项目组特别成立了专家组，承担咨询和技术指导，以及古籍出版之前的审定工作。专家组中的许多成员虽逾古稀之年，但老骥伏枥，孜孜不倦，不仅对项目进行宏观指导和质量把关，更重要的是通过古籍整理，以老带新，言传身教，培养一批中医药古籍整理研究的后备人才，促进了中医药古籍保护和研究机构建设，全面提升了我国中医药古籍保护与利用能力。

作为项目组顾问之一，我深感中医药古籍保护、抢救与整理工作的重要性和紧迫性，也深知传承中医药古籍整理经验任重而道远。令人欣慰的是，在项目实施过程中，我看到了老中青三代的紧密衔接，看到了大家的坚持和努力，看到了年轻一代的成长。相信中医药古籍整理工作的将来会越来越好，中医药学的发展会越来越好。

欣喜之余，以是为序。

中国中医科学院研究员

马继兴

二〇一四年十二月

校注说明

《接骨全书》为清代医家徐瑛所撰，作者生平不详，史志不载。据序言，徐氏少游江湖，适遇一奇人，随之接骨理伤数载，尽得其传，试之无不效验，后遂将所得编成此书。该书不尚理论，专重实践，有着重要的临床实用价值。书中总结的验证吉凶用看眼、看指甲、看阳物、看脚爪、看脚底的"五看法"，是对前人所倡察目验伤方法的继承和发展。但书中字句艰涩，加之讹漏比比，不无遗憾。是书现存多种抄本，近年出版的陆拯《近代中医珍本集·伤科分册》、丁继华《伤科集成》均有收录。

《接骨全书》少有文献记载，流传不详。今所见诸抄本又存在或多或少的内容互异，尤其是损伤证治四十余列方以外的方剂难辨真伪，给底本的选择带来一定困难。

本次整理底本的选择，主要依据的是内容与抄写年代，即从抄写年代相对较早的版本中选择内容较为完整者为底本。南京中医药大学图书馆藏清光绪九年（1883）抄本年代较早，相对而言内容完整，讹误较少，且版面整洁，文字清晰，选为底本。

校本的选择，主要考虑的是内容与底本接近，同时兼顾抄写年代。中国科学院图书馆藏清光绪二十三年（1897）抄本（简称"科图藏本"）年代比底本稍晚，内容与底本相同，字句异文较少，选为主校本。国家图书馆藏抄本（简称"国图藏本")抄于清末，中国中医科学院图书馆藏恒兴堂抄本（简称"恒兴堂本"）抄于民国十年（1921），同为参校本。并参其他抄本及伤科有关古籍进行校勘整理，而无旁校本可参者则据原书前后文义理校。

校注原则与方法如下：

（一）文字与标点

1. 原书为抄本竖写，整理后改为横排，并依底本原有顺序重新进行分段。因版式变更，原书中表示文字位置的方位词"右""左"，统一改为"上""下"，不出校记。

2. 原书注文字体大小不一，整理后统一用小号字表示，不出校记说明。

3. 原书中繁体字、异体字、俗写字，一律径改为规范简体字，不出校记。

4. 底本中使用的通假字原则上不改，于首见处出校记说明。

5. 原书中明显的缺笔之误则径改，不出校记。如："筏"缺末笔"丿"径改为正体字，"蜜九"改为"蜜丸"等。

6. 原书中个别缺笔避讳字，径改为规范化简体字，不出校记，如："寧"缺末笔"丁"，径改为"宁"。

7. 原书中数词有多种形式，如"一"与"壹"、"二"与"贰"、"十"与"拾"、"二十"与"念"、"三十"与"卅"等并存，整理后统一用"一"、"二"、"十"、"二十"、"三十"等表示，不出校记。但表示数词的"两"则不改，如"两次"。

8. 对原书中出现的难读、异读字予以注音，在校记中采用汉语拼音加直音的方法，加括号书于被注音字词后。

9. 原书无标点，现予以标点。

10. 方药单独成段时，药物之间用空格不加标点，药后剂量、炮制等文字用另体小字置于药名后。

11. 计量单位，虽不合现今规范，仍依原书不改，亦不作剂量换算。

12. 原书无目录，据正文重新进行整理。

（二）校勘与注释

1. 底本与校本文字互异，如确系底本有误，则据校本改正，并出校记说明；若难以判定正误或文义皆通者，则保留底本文字不改，出校记存异，或酌情表示倾向性意见。若异文属一般性词语而无损文义者，或底本不误而显系校本讹误者，则保留底本文字不改，不出校记。

2. 底本与校本文字虽同，但有疑误者，原则上保留原有文字不改，出校记存疑。如，小膀疑为"小腿"。

3. 原书正文前列有"接骨入骱全书目录"，此目录在明清其他骨伤科著作中有见，疑抄自他书，虽与本书正文略有不符，仍保留底本原有内容及顺序不改。该目录中涉及的病证名称及方名文字有疑误者，则酌情改正或不改存疑，均出校记说明。该目录中方名后序号（正文列方中顺序号），原书多有脱误，原则上据底本列方部分序号及校本径改或补之，必要时出校记存疑。

4. 原书中个别音近或形似而使用不合当今规范的文字则径改，不出校记，如："指"改为"趾"（表示脚的部位时），

"湾"改为"弯"（表示肢体曲而不直时），"薰"改为"熏"（表示火烟或热气上冒时），"抢"改为"枪"（表示器械时）。

5. 原书中表示次序的"弟"径改为"第"，不出校记，如"弟一"径改为"第一"。

6. 金属器械造成的创伤及治疗方药名称，原书中"金枪"与"金疮"、"金枪药"与"金疮药"并存，整理后统一用"金疮"、"金疮药"表示，不出校记说明。

7. 原书方药内容文字，按以下办法处理：

①方剂名称，原则上据底本列方部分之方名并参校本进行核对，若有疑误则酌情处理，或改正或不改存疑，均出校记说明。

②方剂组成药物及炮制方法与剂量，诸抄本间存在不同程度的互异，难定正误，原则上依底本不改。若底本与主校本（科图藏本）文字互异，出校记存异；而底本与其他校本间文字互异，仅在必要时出校记说明。

方剂组成药物及相关内容的书写顺序在诸抄本中亦常有不同，一律依底本不改，不出校记。

③原书存在同药前后名称不一现象，且诸抄本间亦或不同，如"破故纸"与"补骨脂"并存等，本着改错存异的原则进行处理。属于同药异名者则依底本不改（如"破故纸"与"补骨脂"并存），属于音近误写者则径改（如"五茄皮"改为"五加皮"、"只壳"改为"枳壳"、"牛七"改为"牛膝"、"连乔"改为"连翘"、"五棓子"改为"五倍子"），均不出校记。

若确属药名错误，则改正，如"防皮"改为"陈皮"等，并出校记说明依据。

④原书药物炮制方法及剂量等表示形式多样，或用汉字，或用旧制处方符号，整理后统一用汉字形式表示，如"炒""五钱""二枚"等，均不出校记。

8. 字词注解，仅限文中含义，不作其他义项诠释和医理发挥。

接骨全书序

　　盖闻百草初尝，沉疴得以利济；青囊①著就，白②骸不得受损。神农既殁，虽有攻习岐黄，而真源失秘；华佗殒殁，虽有医治扑损③，而神技失传。所以还魂九转，徒作纸上之陈筌；刮骨疗疾，泛视④传闻之异术。扁鹊虽神，仅标青史；越人虽巧，徒志⑤简编。若夫七表八里，虽⑥有察问精详，实难明于指下；刀⑦针火炙，虽有《灵枢》备细，而究莫洞于纤微。三点神工擅美于前，起死回生莫继于后。杏林⑧橘井⑨之士，未有不掩卷而三⑩叹矣。幸有清和顾子文三，出练伊川⑪徐氏损伤家秘，属⑫余题辞，翻阅数遍，见手

---

①　青囊：古代医家存放医书的布袋，此借指医籍。
②　白：疑为"百"之误。
③　虽有医治扑损：此六字原脱，据科图藏本补。
④　泛视：科图藏本作"竞骇"。
⑤　虽巧徒志：此四字底本版蚀缺笔，参科图藏本补。
⑥　虽：原作"而"，据科图藏本改。
⑦　难明于指下刀：此六字底本版蚀不清，据科图藏本补。
⑧　杏林：旧时对医界的颂称。相传三国时吴国董奉为人治病，不取报酬，但求重病愈者植杏五株，轻者一株，日久杏树成林。后世遂以"杏林春暖"、"誉满杏林"等来称颂医家的医术高明，医家每每以"杏林中人"自居。
⑨　橘井：喻救人之良药。相传汉代苏仙公得道仙去前，告其母，明年有疫，可取橘叶井水，以疗疫疾。第二年，果有疫病，远近皆求治而愈。后世以"橘井泉香"喻良药之典。
⑩　三：原作"之"，据科图藏本改。
⑪　练伊川：下文作"练以"，科图藏本作"练以川"，待考。
⑫　属（煮 zhǔ）：嘱咐之意，后作"嘱"。

法、刀法、入骱①法、绑缚法、诊视法、调治法，并陈方加减法、折伤食用法，莫不毕具②。余不觉喟然叹曰：有是哉。噫！千载以下，更有华氏真传，青囊虽焚，而实未焚矣。古治病之医，药以济其夭死，今阅是③书，宁非度世之津梁。予因颜之曰度世筏，笔之卷首，以杂会④志集者之苦心焉。顾子文三者，祖习⑤练以下居吴地，不织而衣，不耕而食。此时曾与之同师业儒，未及半载，忽被狂风吹⑥散，然其姿品性情已见推于一时矣。无何顾子才学日⑦著，凡笔墨之事，技艺之工，俱传而习焉。予降心仰之，虽不敢自许廉颇，几近刎颈⑧之风，花朝月夕，风雨晦明，非谈文即论武，非论武即试剑，题咏讴吟，迄数之时，交五载余矣。缘予历遭盘错，牢骚满腹，自知襟⑨怀不及囊昔者已经年矣。近以贫穷之累，功名⑩之急，欲至京都往告顾子，不谓其遭无妄而愁眉不展者亦如斯也。此时知心相对，忧闷倍尝，遂问此论后立身之计。顾子谓予曰，我今有业矣。因出（案：徐氏接骨秘传之已授彼）心法，使予观之。惊喜

---

① 骱（jiè介）：骨节与骨节相衔接处。明·沈德符《野获编·兵部》："肩髀不能举，则骱已脱矣。"

② 具：原脱，据科图藏本补。

③ 是：原作"氏"，依文义改。

④ 杂会：底本作"襍会"，科图藏本作"集会"。疑为"襟念"，犹言怀念。襍，今为"杂"之异体字。

⑤ 祖习：科图藏本作"祖籍"，待考。

⑥ 被狂风吹：此四字底本版蚀缺笔，参科图藏本补。

⑦ 学日：此二字底本版蚀不清，据科图藏本补。

⑧ 刎颈：即刎颈之交，指友谊深挚，可以同生死共患难的朋友。《史记·廉颇蔺相如列传》："卒相与欢，为刎颈之交。"

⑨ 襟：原作"襍"，据科图藏本改。

⑩ 名：原脱，据科图藏本补。

交集，乃叹顾子奇才，已非昔日之奇才矣。以今较昔，奇才不更添一筹耶①。嗟乎！古语有云，飞攻吴下阿少②者。予于顾子得之矣。然亦为惊者何哉？谓其术得华佗也，谓其技得庖丁也。倘一旦遇关夫子而刮骨，宁不可惊；对卫后而奏刀，宁不可喜。予因勉顾子焉③，得此父④母俱全，兄弟无故，仰不愧，俯不作，何妨林下高歌，衡门⑤长笑，葛衣⑥幅巾⑦。凡遇抱残厉症者，和之济之，而使世无废⑧疴之人，道无颠蹶之夫，将见功德之厚，家道之丰，当不与庸夫俗子争蜗角之虚名，竞蝇头之微利，求媚人间矣。顾子勉乎哉，顾子勉乎哉！

光绪九年荷月抄录于翠川张舍⑨

① 耶：原作"取"，据科图藏本改。
② 吴下阿少：疑为"吴下阿蒙"之误。吴下，泛指吴地，现江苏长江以南。阿蒙，指三国时吴国名将吕蒙，吴人极喜加"阿"字，至今依然如此。阿，科图藏本作"河"。待考。
③ 焉：原作"乌"，据科图藏本改。
④ 父：原作"及"，据科图藏本改。
⑤ 衡门：即横木为门，指简陋的屋舍。《诗经·陈风》："衡门之下，可以栖迟。"也指隐士的居处。
⑥ 葛衣：用葛布制成的夏天穿的衣服。《韩非子·五蠹》："冬日麑裘，夏日葛衣。"葛布，指以葛的纤维织成的布。
⑦ 幅巾：指用绢一幅束发，是古代男子一种儒雅的装束。《后汉书·郑玄传》："玄不受朝服，而以幅巾见。"
⑧ 废：科图藏本作"痰"。
⑨ 此序文后，底本及科图藏本有"心欲小（见义勇为），胆欲大（文理密察），志欲圆（应物无滞），行欲方（截然有执）"数语。

接骨入骱全书诸方目录

伤全体：顺气活血汤（八），吉利散（二），和伤丸（四）。

伤肩骨：吉利散（二），和伤丸（四），调理药酒（十）。

伤左右两边：行气活血汤（九），调理药酒①（十）。

伤胸：疏风理气汤（十一），行气活血汤（九），吉利散（二）。

伤背：吉利散（二），和伤丸（四），调理药酒②（十）。

伤肝：疏风理气汤（十一），吉利散（二），琥珀丸（四）。

伤心口：疏风理气汤（十一），和伤丸（四）。

伤食䐈③：疏风理气汤（十一），和伤丸（四）。

伤肾：疏风顺气补血汤（十二），吉利散（二），琥珀丸（四）。

伤小肠：疏风顺气汤（十四），吉利散（二），琥珀丸（四）。

伤大肠：槐花散（十五），吉利散（二），和伤丸（四）。

伤膀胱：琥珀散（十六），行气活血汤（九）。

伤阴囊阴户：琥珀散（十六），行气活血汤（九）。

伤胸背：疏风理气汤（十一），和伤丸（四）。

---

① 调理药酒：底本作"调理酒"，科图藏本、国图藏本、恒兴堂本均作"调理药酒方"，据本书列方中方名改。

② 调理药酒：原作"调理药酒方"，据本书列方中方名及科图藏本改。

③ 食䐈（dǔ 赌）：指胃。䐈，"肚"俗字。《正字通》："䐈，同肚。"

伤气眼：吉利散（二），补肾活血汤（十三），和伤丸（四）。

不能开口：吉利散（二），清心和气汤（二十四）。

伤血海：活血汤（十七），吉利散（二），调理药酒①（十）。

小便不通：琥珀散（十六）。

伤两胁：行气活血汤（九），和伤丸（四）内有瘀血，加②大黄。

伤两肋痛：清肝止痛汤（十八）。

首骨碎损染破伤风：疏风理气汤（十一），补中益气汤（二十五）。

清痰食积：清肺止痛汤（十九），吉利散（二）。

目要：明目生血饮（二十六）。

登高跌扑损伤瘀血凝滞两肋痛者：大黄汤（二十），吉利散（二），和伤丸（四）。

鼻梁骨断：壮筋续骨丹（二十七），吉利散（二）③。

醉饱房劳④：归原养血和伤汤（二十一）。

伤寒发热：小柴胡汤（二十二），活血止痛散（二十八）⑤。

下颏：补肾养血汤（二十九）。

---

① 调理药酒：诸本均作"调理药酒方"，据本书列方中方名改。

② 加：原脱，据科图藏本补。

③ 壮筋……吉利散（二）：此12字原脱，据科图藏本补。

④ 醉饱房劳：原脱，据国图藏本补。

⑤ 活血止痛散（二十八）：此8字恒兴堂本、国图藏本均无，疑底本衍。

左肋疼痛：活血止痛饮①（二十三），琥珀丸（四）。

天井骨：提气活血汤（三十）。

肋骨：壮筋续骨丹（二十七）。

肩骱，臂骱②，手骱：吉利散（二）。

手指③：活血止痛散（二十八）。

豚骱：生血补髓汤（三十二）。

枪戳：护风托里散④（三十五）。

破指染伤风：疏风理气汤⑤（十一），吉利散（二），退毒定痛散（三十一）。

刀伤斧砍⑥头颅：护风托里散（三十五）。

断折损伤两腿：活血止痛散（二十八），壮筋续骨丹（二十七）。

刀勒咽喉：护风托里散（三十五），补中益气汤⑦（三十六）。

膝骱：壮筋续骨丹（二十七）。

伤破肚肠：通肠活血汤（三十七），补中益气汤（三十

---

① 活血止痛饮：原作"活血心痛饮"，科图藏本作"活血止痛散"，据本书列方中方名及国图藏本、恒兴堂本改。

② 骱：原脱，据科图藏本补

③ 指：此字后恒兴堂本有"骱"字，疑底本脱。

④ 护风托里散：原作"护风托里汤"，据本书列方中方名及科图藏本、国图藏本、恒兴堂本改。

⑤ 疏风理气汤：原作"疏风利气汤"，据本书列方中方名及科图藏本、国图藏本、恒兴堂本改。

⑥ 砍：原作"破欲"，据科图藏本、恒兴堂本改。

⑦ 补中益气汤：国图藏本作"补中和气汤"，疑底本误。

六①）。

　　盖膝骨：止痛接骨丹②（三十三）。

　　骨碎如粉：生血补髓汤（三十二），壮筋续骨丹（二十七），吉利散（二）。

　　损折小肠膀胱③：吉利散（二），止痛接骨丹④（三十三），壮筋续骨丹（二十七）。

　　跌出背脊骨：疏风理气汤（十一），补中益气汤（三十六⑤），吉利散（二），和伤丸（四）。

　　脚踝骱：宽筋活血散（三十四）。

　　断折左右肋骨：接骨散（三十八）。

　　脚面断折：壮筋续骨丹（二十七），吉利散（二）。

　　捏碎阴囊：吉利散（二），托里止痛散（三十九），疏风理气汤（十一）。

　　捏损伤阳物：琥珀散（十六）小便不通用，吉利散（二）大便不通用。

　　肛门谷道：通肠活血汤（三十七），大黄汤（二十），吉利散（二），槐花散（十五）。

　　火灾⑥炮伤：清心去毒散（四十）。

　　斩落手臂：托里止痛散（三十九）。

---

① 三十六：国图藏本作"二十五"，疑底本误。
② 止痛接骨丹：科图藏本作"接骨止痛丹"，疑底本误。
③ 小肠膀胱：恒兴堂本、国图藏本均作"小膀"，疑指"小腿"。
④ 止痛接骨丹：疑即本书列方中第三十三方"接骨止痛丹"。
⑤ 三十六：国图藏本作"二十五"，疑底本误。
⑥ 灾：原作"实"，据科图藏本改。

压伤或断：护风理气汤（四十一）①，疏风理气汤（十一），接骨散（三十八），吉利散（二），补肾和血汤（四十一）。

受倒插伤：吉利散（二）。

伤头额角：吉利散（二），疏风理气汤（十一）。

小腹受伤：通归破血汤②（四十二）。

---

① 护风理气汤（四十一）：诸本列方中均无"护风理气汤"，原书第四十一方为"补肾和血汤"，疑误，待考。

② 通归破血汤：原作"归通补血汤"，恒兴堂本作"通归补血汤"，据本书列方中方名及国图藏本改。

徐瑛序^①

　　夫医各有科，皆赖圣贤传授^②于世。惟骨科^③一症，遍阅诸书，未得其详。予少游江湖，适遇一奇人，称为日南国^④，业精此症^⑤，讲之甚明，上骱有术，接骨有法。予不吝金帛，待^⑥之如父，随行数载，不惮劳心，所得传授，试之无不效验，以为子孙养身之宝矣。今将原伤骨骱论方，实肺腑不传之妙，不易所得，后世子孙一字不可轻露，莫与俗人言，毋使庸医见。

---

① 徐瑛序：此序文，明清骨伤科著作中有见，文字与本书略有出入。
② 授：原作"受"，据科图藏本改。受，给予，后作"授"。
③ 科：原作"利"，据科图藏本改。
④ 日南国：科图藏本作"日本"，国图藏本作"日本国"。日南：汉郡，汉武帝时设立，东汉末以后为林邑国所有，位于今越南境内。待考。
⑤ 业精此症：原作"蔡精此症"，据国图藏本改，恒兴堂本作"业精此术"。
⑥ 待：原脱，据科图藏本补。

目 录

穴　道

囟[①]门即天盖骨，又名灵盖骨碎髓出，不治。

两太[②]阳重伤，难治。

截梁即鼻梁，两眼对直处是也打断，不治。

突即结喉[③]打断，不治。

塞即结喉下横骨上空潭处打伤，不治。塞下为横骨，以下直至人字骨，悬一寸三分为一节，下一节凶一节。

心坎即人字骨处打伤晕闷，久后必血泛。

食膪心坎下、丹田脐下一寸三分，内即膀胱倒插伤，不治，一月而亡。

捏碎外肾，不治。

脑后与囟门同看、百劳穴与塞对、天柱骨与突对断者，不治。

尾子骨两肾在脊左右，与前脐对打碎或笑或哭[④]，不治。

海底穴大小便两界处重伤，不治。

---

① 囟：原作"卤"，形近之误，据文义改。
② 太：原作"大"，据科图藏本改。大（tài 态），"太"的古字。
③ 喉：原作"候"，据科图藏本改。
④ 打碎或笑或哭：原作"打或笑或哭碎"，据科图藏本乙转。

软肋左乳下，即食膪、气门左①乳上脉动处伤即塞气，救迟不过三时。

血海右乳下软肋两乳上②，左伤久发嗽，右伤发呃。

---

① 左：国图藏本作"右"。
② 血海右乳下软肋两乳上：此句中疑有衍文或文字脱漏。

验症吉凶

一看两眼：内有瘀血，白睛必有瘀血筋，血筋多瘀血亦多，血筋少瘀血亦少；看眼活动，有神易治，否则难治。二看指甲：以手压其指甲，放开①即还原血色易治，少顷②后还原病重，若紫黑色不治。三看阳物：不缩易治，缩难治矣。四看脚爪：与③手指同看治。五看脚底：红活者易治，色黄者难治。五者全④犯不治，如犯一二件尚可治也。

向上打为顺气，平拳打为塞气⑤，倒插为逆气最凶。各样内伤，总怕倒插，血随⑥气转，气逆即血凝也。心前背后相对处伤久成怯，小腹⑦膀胱伤久必成黄病。

凡人被打，其伤七日之内血气未曾积聚，即宜发散活血；十四日瘀血或有停住在胸，其势方归大肠，如腹内痛作，要吃行药。凡人打伤，要看：中指甲黑，凶；眼内有血筋，亦凶；脚底黄，凶症；面黑有伤，卵⑧子升上，十分凶症。肝经脉数，胸腹有血，必然吐血。

---

① 放开：原作"於开"，据文义改。国图藏本作"放指"。
② 顷：原作"倾"，据国图藏本、恒兴堂本改。
③ 与：原作"于"，据国图藏本改。
④ 全：原作"金"，据科图藏本改。
⑤ 平拳打为塞气：原作"平拳为塞气"，据文义改。国图藏本作"平拳打为寒气"。
⑥ 血随：原作"伤血"，据国图藏本改。
⑦ 腹：科图藏本作"肠"。
⑧ 卵：原作"爪"，据国图藏本改。

跌打损伤穴道要诀

凡人受打，右胸名为痰穴，左胸名为气门，右肋①名为血海，左肋名为食腈②，胸前名为龙潭穴，背脊名为海底穴。左乳伤发嗽，右乳伤③发呃。两腰为两珠穴。是身穴皆至要紧之处也。

凡跌打扑伤，男人伤上部者易治，伤下部者难治，以其气上升故也。妇人伤下部者易治，伤上部者难疗，以其血下降故也。

凡伤须验在何部，按其轻重，明其受伤新久。男子气从左转，左则属阳；女子血④从右转，右则属阴。要分气血之辨，此症既受，脏腑脉络，又复⑤验其生死迟速，然后看症用药，或竟服第二方吉利散治之。

伤全体者速死，然亦按其轻重，随症用药。先以砂仁泡汤，调吉利散服。治先以顺气活血汤治之，仍以和伤丸⑥糖酒下四五丸，再以调理药酒，每朝饮下，轻者竟以

---

① 名为痰穴……右肋：此12字原脱，据国图藏本补。

② 腈：原作"脐"，据恒兴堂本改。

③ 发嗽右乳伤：此五字原脱，据国图藏本补。

④ 血：原作"气"，据国图藏本、恒兴堂本改。

⑤ 又复：原作"久"，据国图藏本改。

⑥ 和伤丸：原作"和气伤丸"，据本书列方中方名及国图藏本、恒兴堂本改。

红糖油和酒调服吉利散①而安。

伤背肩者，看其轻重，如重②者，先将砂仁泡汤调吉利散服下，次以和伤丸酒化下，再服调理药酒更妙。轻者用红糖油和酒调服吉利散而安。

伤左边③者，气促面黄浮肿；伤右边者，气虚面白血少。即将行气活血汤治之，再服调理药酒，左右同治。

伤背者，五脏皆系于背，虽凶死缓，先④服吉利散治之，次以和伤丸糖酒送下四五丸。百日见危⑤，须服调理药酒⑥为妙。

伤胸者，胸系血气⑦涵停来往之所，伤久必发咳嗽，高气迷闷⑧，面黑发热，至三四日死。先服疏风理气汤，次服行气活血汤，再服吉利散⑨而安。

伤肝者，面主红紫，眼赤发热，至七日而死。先服⑩疏风理气汤，次服吉利散，后服琥珀丸而安。

---

① 吉利散：原作"吉和散"，据本书列方中方名及科图藏本、国图藏本改。

② 如重：原脱，据科图藏本、国图藏本补。

③ 边：疑为"肋"。下句"边"字同。

④ 先：原作"步"，据恒兴堂本改。

⑤ 百日见危：恒兴堂本作"百日后方见危安"。

⑥ 调理药酒：原作"药酒"，据国图藏本、恒兴堂本改。

⑦ 胸系血气：原作"胸以血"，据国图藏本改。

⑧ 高气迷闷：此语费解，疑指胸膈满闷。高，疑为"鬲"之误。鬲，通"膈"。《素问·风论篇》："食饮不下，鬲塞不通。"

⑨ 再服吉利散：此五字原脱，据科图藏本补。

⑩ 服：原作"取"，据科图藏本改。

伤心口者，面青气少①吐血，呼吸大痛，身疼难于舒动，至七日内死。先服疏风理气汤，次服和伤丸，每日合前汤不时可服。

伤食腊者，心下促阵②而痛，发热，高浮如鼓皮紧伏③，饮食不进，气促发热，眼闭，口臭，面多黑色，主七日而死。先服④疏风理气汤，次服和伤丸。

伤肾者，两耳即聋，额角⑤黑色，面浮白光，常如哭状，肿如弓形，主半月而死。先服疏风顺气补血汤⑥，次服补肾活血汤三四剂，再服吉利散，酒⑦服琥珀丸。

伤小肠者，小便闭塞作痛，发热口干，面肿气急，不时作痛，口有⑧酸水，主三日而死。先以水酒各一钟，煎疏风顺气汤服之，次用吉利散⑨，后用琥珀丸。

伤大肠者，粪后出血⑩急涩，面赤气滞，主半月而死。先服槐花散，次服吉利散，后服和伤丸。粪后吉红⑪者，伤重也，非大肠之火也，看症斟酌，用槐花散尚宜加减为妙。

---

① 少：原作"壮"，据国图藏本改。
② 促阵：原作"提陈"，据国图藏本、恒兴堂本改。
③ 高浮如鼓皮紧伏：此指心下肿貌。
④ 不进……先服：此21字原作"取"，据国图藏本补改。
⑤ 角：原作"绝"，据恒兴堂本改。
⑥ 疏风顺气补血汤：原作"疏风理气补血汤"，据本书列方中方名及国图藏本、恒兴堂本改。
⑦ 酒：国图藏本、恒兴堂本均作"后"，疑底本误。
⑧ 有：原脱，据科图藏本、国图藏本补。
⑨ 散：原脱，据科图藏本补。
⑩ 出血：原作"去红"，据科图藏本改。
⑪ 吉红：疑为"见红"之误。科图藏本、国图藏本、恒兴堂本均作"去红"。

伤膀胱者，小便痛涩，不时有尿滴出，胀肿发热，至五日而死。先服琥珀散①，次以行气活血汤。

伤阴囊阴户者，血水从②小便滴出，肿胀撑痛，心迷致③死，主一日内死。先服琥珀散，次服行气活血汤。

胸背俱伤者，面白肉瘦，食少，发热，咳嗽，主半月而死。先服疏风理气汤，次服和伤丸。

伤气眼④者，气喘大痛，夜多盗汗，身瘦食少，肿痛不宁，主一日⑤内死。先以砂仁泡⑥汤调服吉利散，次以酒煎补肾活血汤，后服和伤丸。

伤血海者，血多妄行，口常吐出血，胸⑦前背后板⑧滞作痛，至一月而死。先服活血汤，次服吉利散，再服调理药酒而安。

伤两肋者，气喘大痛，睡如刀刺，面白气虚，主三日⑨内死。先服行气活血汤，次服和伤丸。两肋痛者，肝⑩

---

① 琥珀散：原作"琥珀丸"，据国图藏本改。
② 从：原脱，据国图藏本、恒兴堂本补。
③ 致：原作"于"，据国图藏本、恒兴堂本改。
④ 气眼：奇穴名，乳根穴之别名。伤科三十六大穴之一，在乳头直下第五肋间处。《素问识·平人气象论篇第十八》："沈氏经络全书曰：虚里，乳根穴分也，俗谓之气眼。"《救伤秘旨·三十六大穴图说》："左乳下一寸六分为'乳根穴'，属肝经。拳打重者吐血死。"
⑤ 日：科图藏本、国图藏本均作"月"。
⑥ 泡：原脱，据科图藏本、恒兴堂本补。
⑦ 胸：原作"伤"，据恒兴堂本改。
⑧ 板：原作"版"，据恒兴堂本改。
⑨ 日：科图藏本、国图藏本均作"月"。
⑩ 肝：原脱，据科图藏本补。

火有余，气实火盛之故也。须服清肝止痛汤①治之。或有清痰食积②流注而两肋痛者，须用清肺止痛饮③治之，次用吉利散而安。

登高跌扑损④伤，瘀血凝滞而两肋痛者，急将大黄汤治之，次服吉利散，后服和伤丸而愈。

醉饱房劳，脾土虚乏⑤，肝木得以乘其土位，而胃脘当心连两肋痛⑥者，急将归原养血和伤汤治之，再以十全大补丸加减，每日⑦服下三钱。

伤寒发热而两肋痛者，乃⑧足少阳胆经、足厥阴肝经之病，治用小柴胡汤。

左肋疼痛者，痰与食也，先须通利痰食，顺气宽胸，次以活血止痛饮⑨服之，再用琥珀丸⑩即痊。

瘀血疼痛者，伤处有红肿高起，肥白人发寒热而痛多气虚，黑瘦人发寒热而痛多怒，内必有⑪瘀血兼之腰痛，日轻夜重，此瘀血停滞，故作痛。宜服琥珀散，后服和伤

---

① 清肝止痛汤：原作"清肝心痛汤"，据本书列方中方名及科图藏本改。
② 食积：原脱，据本书接骨入骱全书诸方目录及国图藏本补。
③ 清肺止痛饮：原作"清肺心痛饮"，据科图藏本、恒兴堂本改。疑即本书列方中第十九方"清肺止痛汤"。
④ 损：原作"横"，据国图藏本改。
⑤ 乏：原作"之"，据科图藏本改。
⑥ 痛：原脱，据科图藏本、国图藏本补。
⑦ 日：原脱，据科图藏本补。
⑧ 乃：原作"以"，据恒兴堂本改。
⑨ 活血止痛饮：原作"活血心痛饮"，据本书列方中方名及科图藏本改。
⑩ 琥珀丸：原作"琥珀散"，据本书接骨入骱全书诸方目录及国图藏本改。
⑪ 有：原脱，据科图藏本、国图藏本补。

丸，再用调理药酒而愈。

凡跌打损伤而两肋痛者①，另有领经药治。夫②领经药为最要，必须检点，看其病，切其脉确，然后发药，容③无忧虑。若伤上部，须用川芎；在手臂，须用桂枝；在背，须用白芷；胸腹用白芍；膝下用④黄柏；左肋青皮，右肋柴胡；腰用杜仲；下部用牛膝；足用木瓜；周身用羌活；妇人必用香附；顺气须用砂仁；通窍须用牙皂。煎剂之法，亦须随症加减，修合丸散不可不⑤精也。

左心小肠肝胆肾，右肺大肠脾胃命门⑥。

痰⑦多者死，失枕者死，眼白者死，唇吊者死，粪黑者五日死，斜⑧视气喘者死，口臭者死，喘急胸高者死，鼻耳赤色者死，捏空者死，脑⑨髓出者死，伤突⑩者死，骨碎青色者死，天井骨折者死。两太阳、命门、胞络⑪、胸

---

① 而两肋痛者：此5字恒兴堂本无，疑底本衍。
② 夫：原作"天"，据科图藏本、国图藏本改。
③ 容：恒兴堂本作"定"，疑为"永"。
④ 用：原脱，据科图藏本补。
⑤ 不：原脱，据国图藏本、科图藏本补。
⑥ 左心小肠……命门：此15字恒兴堂本作"脉法，左心小肠肝胆肾，右肺大肠脾胃命门，寸关尺三部浮沉中三按自有脉诀一书可究"，疑底本有文字脱漏。
⑦ 痰：此字前恒兴堂本有"凡损伤"3字，疑底本脱。
⑧ 斜：原作"邪"，据恒兴堂本改。邪，通"斜"。西汉枚乘《七发》："辇道邪交。"
⑨ 脑：原作"胸"，据国图藏本改。
⑩ 突：原作"穴"，据国图藏本改。
⑪ 络：原脱，据科图藏本补。

背、腰腹、心口压碎如粉者，不能饮食，汤水不进，口眼不开，牙关紧闭，小便不通，数日而死。

已①上皆予②屡验之确论也。惟盖心骨断，耳后脑衣穿破，阴囊阴户、肛门谷道伤极者，痛切难忍，毒血迷心，未有不死者也。

凡人受跌打③损伤者，即名医便不能就用药饵。如患者不能开口，即以牙皂细末吹入鼻内，一嚏而开，遂以韭菜惟取白根，捣汁炖热，和童便灌入口内。如不纳，此为难治之症。纳而同瘀血吐出者，辨其轻重，先以吉利散用砂仁汤调服，次服清心和气汤④，外贴接骨膏。至重者必不吐血，头有昏迷，亦将韭菜单取白根，捣烂取汁，和⑤陈酒服。如破碎损伤折断者，用封口药护之。如小便不通，用琥珀散通之⑥。如腹疼痛，必有瘀血凝滞，急将大黄汤⑦行之。已行之后，当随症加减用药，慎之。

---

① 已：同"以"。

② 予：国图藏本作"古今"。

③ 跌打：原作"打跌"，据科图藏本、国图藏本乙转。

④ 次服清心和气汤：原作"清心和气汤次服"，据科图藏本、国图藏本乙转。

⑤ 和：原脱，据科图藏本补。

⑥ 之：原脱，据科图藏本、国图藏本补。

⑦ 汤：原脱，据科图藏本补。

接骨入骱奇妙手法

夫人之首，原无臼①骱，亦无损伤，验之则有跌扑损折之症。若见脑髓出者难治，骨青者难医，骨碎如黍米者可取，大则不可取。若犯此症，先将止血定痛散敷之，使其血不涌流，俟血稍定，再以金疮药敷之，避风戒欲，患者自宜慎之。若染破伤风，牙关紧闭，角弓反张之凶候，即以疏风理气汤治之，候②身不发热，再服补中益气汤，服之即愈。

次观目有斗伤，倘有落珠之症，先将收珠散敷之，用银针蘸井水，将前收珠散点红筋，次用青绢温汤抑进③，用还魂汤服之，平复④再用生血饮⑤，服之即安。

予五代以来，并未仍治此症，如珠落出，说有真正仙方，亦不能收进如故，求医者必宜知之。

鼻梁骨断之症，必须捏正断骨，先用止血散⑥掺之，急服壮筋续骨丹，其外自然平复⑦。如不断不破，惟用损

---

① 臼：原作"旧"，据国图藏本改。
② 候：原作"侯"，据科图藏本改。
③ 青绢温汤抑进：原作"青绢细温汤仰进"，据国图藏本改。
④ 复：原作"服"，据国图藏本改。
⑤ 生血饮：国图藏本作"明目生血饮"，疑底本误。
⑥ 散：原脱，据科图藏本、国图藏本补。
⑦ 平复：原作"似伤"，据科图藏本、国图藏本改。

伤膏贴之，内服吉利散而安。

缺唇之症，先用代痛散敷之，惟以小铜钳钳定，将油绵线缝合。饮食不能下①，将人参汤每日吃下后，将细米粉烊薄粥饮之，切不可笑，俟全②愈日方可食物笑语，此最难医治③之症。凡求医者，先宜斟酌，视症而治。缝合之后，即将金疮药调敷患处，内服活血止痛散。如血冷，必须敷代痛散④，以刀略镰破，待其热血稍出而即缝⑤合。第一手法，便快为主，仍用前药调治⑥。

人之头面，惟有下⑦颏一骱，偶落而不能上，言语饮食⑧皆不便，多有肾虚者得此症。此骱如剪刀股⑨连环相扭，用棉裹大指入口，余指抵住下边，缓缓擒住，推进而上，多服补肾养血汤，再以补肾丸药调⑩治为妙。

天井骨最难治，损伤人有登高倒跌者，犯此症其骨不能绑缚，多有损折骨出外，此实凶候，务必揿平⑪其骨。

---

① 饮食不能下：国图藏本作"饮食不可食"。
② 全：通"痊"，指病愈。《素问·腹中论》："须其气并而治之，可使全也。"
③ 医治：原作"治医"，据国图藏本乙转。
④ 代痛散：原作"代刀散"，据国图藏本、恒兴堂本改。
⑤ 即缝：原作"缝即"，据科图藏本、国图藏本乙转。
⑥ 前药调治：国图藏本、恒兴堂本均作"煎药调理"。
⑦ 下：原脱，据科图藏本补。
⑧ 食：原脱，据科图藏本、国图藏本补。
⑨ 股：科图藏本作"眼"，疑为"般"。
⑩ 调：原作"酒"，据科图藏本改。
⑪ 平：原作"乎"，据国图藏本、恒兴堂本改。

先贴损伤膏，次服吉利散，以砂仁汤送下①。使②骨相对，用棉布连肩背络之，再服提气活血汤三四剂而安。天井骨即头颈骨，此症如伤重者必③死，折者不过三时即死。轻者无妨，用前药调敷④。

人之肋骨，或即跌打，筋骨多有损折，骨不能对，医者必须捏骨平复，外贴接骨膏，内服壮筋续骨丹治之。

肩骱与膝骱相似，膝骱迭上有力，肩骱迭下有力，先将一手，上按住其肩，下按住⑤其手，缓缓转动，使其筋舒。令患者坐于低处，使一人抱住其身，医者两手扠捏其肩，抵住其臂骨，将膝夹其手，齐力而上。用绵裹如鹅蛋大，络在胯⑥下，外贴损伤膏，内以羌活桂枝汤调服⑦吉利散。

臂骱出于上，一手抬其腕⑧，一手按其踝，先鞠其上，而后抬其腕⑨，捏平凑拢，可也。外贴损伤膏⑩，内以引经之剂煎汤调服吉利散。捆扎⑪包裹，必用白布做有孔⑫眼，恰络其臂骨。

① 送下：原作"泡服"，据恒兴堂本改。
② 使：原作"便"，据科图藏本、国图藏本改。
③ 必：原作"心"，据科图藏本改。
④ 敷：国图藏本作"理"。
⑤ 住：原脱，据科图藏本、国图藏本补。
⑥ 胯：科图藏本作"湾"，疑为"腋"。
⑦ 服：原脱，据科图藏本、国图藏本补。
⑧ 腕：原作"湾"，据恒兴堂本改。
⑨ 腕：原作"湾"，据恒兴堂本改。
⑩ 损伤膏：原作"横伤膏"，据本书列方中方名及国图藏本、恒兴堂本改。
⑪ 捆扎：国图藏本、恒兴堂本均作"扎缚"。捆，疑为"捆"俗字。
⑫ 孔：原作"空"，据国图藏本改。

布 式

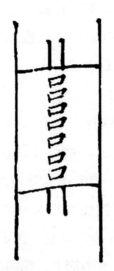

　　手骱迭出，一手①按住其五指，一手按住其臼②，手掌掬起，手骱鞠下一伸而上也。此乃会脉之所，即以桂枝煎汤调服吉利散。骱出不用绑缚，如断方用绑缚③。先贴接骨膏④，棉布包裹，用阔板一片，按住患处，共用松板四块，长三寸，缚绑⑤，俟全愈日放之。

　　手指有三骱，中节出者有之，易出易上，两指撚伸⑥而上也。以桂枝煎汤⑦调服活血止痛散，贴损伤膏，不然最疼痛也。切不可下水洗净。

---

　　①　一手：原脱，据科图藏本、恒兴堂本补。
　　②　其臼：原作"旧"，据国图藏本、恒兴堂本改。
　　③　如断方用绑缚：此6字原脱，据科图藏本、国图藏本补。
　　④　接骨膏：原作"接骨丹"，据本书列方中方名及科图藏本、国图藏本改。
　　⑤　绑：原脱，据科图藏本补。
　　⑥　撚伸：原作"撚重"，据国图藏本、恒兴堂本改。撚，同"捻"。
　　⑦　煎汤：原作"汤煎"，据科图藏本、国图藏本乙转。

人之一身，五指最难，若伤一指则连心疼痛难忍，中指比别指尤①难。若染破伤风，即将疏风理气汤服之，外以金疮药敷之。如人咬伤者，将童便心②捏去牙毒气，用龟版煅灰，研极细末，以真麻油调搽。又用③麻油纸钉点火，照指略熏其受伤处。若犯破伤风，亦服疏风理气汤一二④剂，后用吉利散。但刀斧破伤易治，有咬伤有毒难医，内多服退毒定痛散。如遇有疯人咬伤者，十有九死，治之甚难，不可不辨。

大臂与小臂伤折，与大腿小腿⑤同治，惟服药，下部加牛膝、木瓜，上部加川芎、桂枝。

豚骱比诸骱更难，如骨触者在股内，使患人侧卧，出内手随内，出外手随外，上手襟⑥住其腰，下手捧⑦住其弯，将膝鞠其上，出左扳于右，向右⑧扳伸而上也，出右扳于左，向左扳伸而上也。外贴接骨膏，内服生血补髓汤，仍以药酒调理。

① 尤：原作"又"，据国图藏本改。
② 将童便心：此语费解，疑指先用童便洗净。心，科图藏本作"必"。
③ 用：原脱，据科图藏本补。
④ 一二：原作"三"，据科图藏本、国图藏本改。
⑤ 小腿：原作"小膀"，据恒兴堂本改。
⑥ 襟：疑为"揪"。
⑦ 捧：原作"捧"，据恒兴堂本、国图藏本改。
⑧ 右：原脱，据科图藏本补。

豚骱式

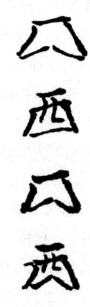

易折者在于人之两腿，伤折则属两段。医者在于绑缚，使患者侧卧在床，与好足取齐，次用损伤膏①贴之。要用布二条，长五寸②，阔三寸，裹于膏药外。将布包扎木板八块，长七寸，再将棉布三条与板均齐绑缚，内服活血止痛散③三四剂，又用壮筋续骨丹药酒调理兼服而愈。

膝骱有油盏骨在上盖之，其迭于上，使患人仰卧，一人抬起脚踝，若使出于左随左而下，出于右随右而下。医

---

① 损伤膏：原作"横伤膏"，据本书列方中方名及国图藏本改。
② 长五寸：此3字原脱，据科图藏本补。
③ 散：原脱，据科图藏本、国图藏本、恒兴堂本补。

者缓缓双手夹紧，上手挽住其膝，下手①按住其脚弯，使曰②对膝，上手则③揪膝，下手抬起，必上矣。先贴接骨膏，次用壮筋续骨丹而安。

有盖膝骨，又名冰④骨，如跌碎，或二块或三块⑤，将脚伸直⑥，揪骨平复，用薄篾片，照膝骨大做一篾圈，用布卷于圈上⑦，再以布四条扣于圈上，连⑧下缚之着⑨肉。贴布摊损伤膏药一张，膏不许换，即以止痛接骨丹⑩服之。饮食可用鸭，煮烂可食，其汁⑪共饮，不拘⑫几只。其受伤之足，放于内床，切不可下床。在受患半月之后，须用绵软之类，放于⑬脚弯曲处，不然愈日恐不便于弯曲行动。如遽然曲高⑭又恐碎骨未曾长好，复碎⑮之故也。用绵软之法，必须每日增高填⑯起，满过月后便可弯曲。如要大解，

一七

---

① 手：原脱，据科图藏本、国图藏本补。
② 使曰：原作"便"，据国图藏本、恒兴堂本改。
③ 则：原作"测"，据国图藏本改。
④ 冰：原作"水"，据恒兴堂本、科图藏本改。
⑤ 或三块：此3字原脱，据科图藏本、国图藏本补。
⑥ 直：原作"真"，据科图藏本、国图藏本改。
⑦ 骨平复……圈上：此21字原作"其"，据科图藏本补改。
⑧ 连：原作"速"，据科图藏本、国图藏本改。
⑨ 着：原作"著"，据科图藏本改。著（zhuó 浊），附着，为"着"的本字。
⑩ 止痛接骨丹：疑即本书列方中第三十三方"接骨止痛丹"。
⑪ 汁：原作"斗"，据科图藏本改。
⑫ 拘：原作"抅"，据国图藏本改。
⑬ 于：原作"手"，据科图藏本、国图藏本改。
⑭ 如遽然曲高：原作"如据然曲高"，据文义改。科图藏本作"如遽曲高"，国图藏本、恒兴堂本作"如遽曲而高"。
⑮ 复碎：原脱，据国图藏本补。
⑯ 填：国图藏本作"垫"。

须用马桶摆至床沿，抬高解之可①。再俟全愈，方可去篾圈箍，切不可下水洗净。

煎药方

当归一钱　羌活一钱　丹皮一钱　乳香一钱　川续断一钱　没药一钱　陈皮一钱　赤芍一钱　五加皮一钱　红花一钱　生地一钱　木瓜一钱五分　牛膝一钱五分　甘草三分

如身发热，加柴胡一钱，桔梗一钱②；如肿，加黄芩一钱。

水酒各一钟，煎至③一半，空心服。不拘几帖，多则七八帖，再以药酒或丸药调理为妙可也。

小膀④有二骨，一大一小。一茎折者易治，二茎俱折者难医。折之则有偏劈者易治，两段者难治。倘有骨触皮破之凶症，又折又破，急于外治，先将金疮药敷之，内服吉利散。若在炎天敷药，一日须看换两次，在寒天二日⑤看换一次。若非⑥此症，则与大腿同治。若犯此症，骨必在其皮肉上，而后将骨对，不可用汤熏洗，恐伤毒入肉之故也，敷用金疮药。如骨折皮肉不破，揿骨平复，外贴接

---

① 抬高解之可：国图藏本作"一样高，解之可耳"。

② 柴胡一钱桔梗一钱：科图藏本、国图藏本、恒兴堂本均作"柴胡、桔梗各一钱五分"。

③ 至：原脱，据科图藏本补。

④ 小膀：疑为"小腿"。

⑤ 二日：原作"一日"，据国图藏本改。

⑥ 若非：原作"如犯"，据国图藏本改。

骨膏，然后照前绑缚，须用松板①六块，长三寸五分，上骨断则②上板长五分，下骨断则下板长五分，取其担力。此症至痛，必须先服止痛接骨丹③数剂，次服壮筋续骨丹④，药酒调理而愈。

脚踝骱易出易入，一手抬住其脚踝⑤，一手扳⑥住其趾，出右手偏于右，出左手偏于左，脚趾鞠上，脚跟鞠下，一伸而上也。外贴损伤膏，内服宽筋活血散而安。

有男人妇人偶别脚趾，前半节或翻下断或翻上断，医者即出左手捏住其脚之两侧，再以右手捏平而镶上也。外恃损伤膏贴之，须以脚带裹紧。内服壮筋续骨丹，或服吉利散⑦数贴即安。不可下水洗净。

外有促筋失枕，刀斧破伤碎骨，补骨之奇，亦备言于下。

大抵舒筋，必用宽筋散煎汤熏洗为主，手促⑧之筋，皆在于手指，动者指痛则此筋也，就将此筋用汤挪洗，微

---

① 松板：科图藏本、国图藏本作"杉木板"。
② 则：原脱，据科图藏本补。
③ 先服止痛接骨丹：原作"先取止痛药接骨丹"，据国图藏本改。止痛接骨丹，疑即本书列方中第三十三方"接骨止痛丹"。
④ 壮筋续骨丹：原作"肚筋续骨"，据科图藏本、国图藏本改。
⑤ 踝：原脱，据恒兴堂本补。
⑥ 扳：原作"报"，据国图藏本、恒兴堂本改。
⑦ 散：原脱，据科图藏本、恒兴堂本补。
⑧ 促：国图藏本作"足"。

微缓①动伸舒也。凡骨节断折者，不可多熏多洗②。不断者，可以熏洗。

失枕，有卧而失，有一时之误失者，使其低处坐定，一手扳③其首，一手扳其下颏，缓缓伸直也。如人有求医，此者惟吉利散可以敷之。

如人受打极凶，大便不通，须用皂角为末，以蜜为丸，如橄榄大，塞入大便内即通。

如人受阴极者，十有九死，无药可以医治。

枪戳者，看其伤处致命不致命，伤口深不深。致命处而伤不深亦无害，若在于腹必探其深浅，恐深④而伤于内脏大肠者难治。伤口浅直者，出血不止，先敷止血定痛散。伤口深斜者，待其血水流定，将金疮药封固，内服护风托里散即愈。

刀斧砍伤头颅额角者，防其身发寒热，一见即以金疮药敷之，避风为上，尤须诊脉，沉细者生易治，洪大者危难治。伤于硬处者看骨碎否，伤于软⑤处者看伤内浅深，损骨先疗骨，损肉则生肌。刀斧破伤比触伤者不同，外敷金疮药为主，内服护风托里散为上。更详前首论"原无

---

① 在于手指……微微缓：此23字原作"后"，据国图藏本补改。
② 多洗：原作"洗多"，据科图藏本乙转。
③ 扳：原作"拔"，据国图藏本、恒兴堂本改。下句"扳"字同。
④ 命处而伤……恐深：此20字原脱，据科图藏本补。
⑤ 软：原作"轻"，据科图藏本、国图藏本改。

白①骱"参用。

人自以刀勒咽喉者，观刀②口之平不平，而有弯者深，无弯者浅，二刀勒者易，一刀勒者难。看破食喉，或破半片或全断者，急将油绵线缝合。看其血出不止，将滑石、五倍子等分为末，干掺③治之，后将金疮药封固，内服护风托里散四五剂，使④其身体不发寒热。寒热⑤定即服补中益气汤⑥，内加人参一钱五分即安。若水喉⑦已断，并略⑧穿破者，切不救治，最难矣。

肚腹皮伤破而肠出外者，此症固险，而实无害。医者当去其指甲，恐伤破是指甲之故也，如伤则极受其害矣。内脏不伤，汤药饮食如常，可保无虞。将温汤揉上，用油棉线缝其皮，将金疮药封固，内服通肠活血汤五六剂，再服补中益气汤而愈。

凡有骨之损⑨碎如粉者，看其伤处，破则必取碎骨，外以金疮药封固，内服生血补髓汤，再服壮筋续骨丹。如骨碎不破，捏骨平复，外以损伤膏贴之，内服壮筋续骨

接骨入骱奇妙手法

二一

①　白：原作"论"，据国图藏本改。
②　刀：原作"两"，据国图藏本改。
③　掺：原作"撩"，据科图藏本、国图藏本改。掺（chān 搀），涂抹。《本草纲目·土部》："齿缝出血，百草霜末掺之，立止。"
④　使：原作"便"，据国图藏本改。
⑤　寒热：原脱，据科图藏本、国图藏本补。
⑥　补中益气汤：国图藏本作"补中和气汤"，疑底本误。
⑦　水喉：原作"人唯"，据科图藏本、国图藏本改。
⑧　略：原作"咯"，据科图藏本、国图藏本改。
⑨　损：原作"横"，据国图藏本改。

丹，再服药酒调理。如不破不碎处，亦将损伤膏贴之，内服吉利散，红糖油调①，服下即安。

凡人偶有登高坠下，兼跌扑损伤②，不拘上下背脊骨伤者，若破者，看骨髓③出否，若骭又出又碎者，即将碎骨用指揿上平复，即以止血定痛散敷之，后以金疮药封护。若染破伤风，急服疏风理气汤。如不发寒热，以补中益气汤服下全愈。如不触出者并不碎，皮肉不破，外贴接骨膏，内服吉利散，次服调理和伤丸④，仍以药酒调理即愈。

凡人登高，跌打损伤⑤，断折左右⑥肋骨者，此骨难以绑缚，将手揿其平复⑦，外贴损伤膏，内用接骨散，久服可愈。

有人捏碎阴囊，卵子拖出者，卵子碎者不治。皮破者轻轻揿进，将油棉线缝合，将金疮药封固。若不发热，竟将吉利散治之，次服托里止痛散⑧。若发寒热，即服疏风理气汤。或捏破阳物者，看其小便，若不通者急服琥珀散

---

① 调：此字后科图藏本、国图藏本均有"酒"。
② 跌扑损伤：原作"跌损伤扑"，据科图藏本乙转。
③ 骨髓：国图藏本作"脊骭"，疑底本误。
④ 和伤丸：原作"和气丸"，据本书方列方中方名及科图藏本、国图藏本改。
⑤ 损伤：原作"踢扑"，据科图藏本改。
⑥ 右：原脱，据国图藏本补。
⑦ 揿其平复：原作"揿平复其"，据科图藏本、国图藏本乙转。
⑧ 托里止痛散：原作"托里散止痛散"，据恒兴堂本、国图藏本改。

行之，若通者①将吉利散治之②。

　　或有跌伤肛门谷道者，看其肛门，或肿③或内胀，或大便不通，或血或无血，若④肛门肿胀，急服通肠活血汤。或大便不通，将大黄汤行之。若有血来紫者，不妨以吉利散治之；若是鲜红者，伤于大肠，急服槐花散治之。如有身发热者不妨，若再服除热之药，恐用药⑤乱矣。如大便已通，血已止，再服通肠活血汤五六剂，治之即安。

　　或有被火灾及炮打伤者，然此症最重而亦最轻，何为最重⑥？看其火毒入于内脏，不能饮食，更裹其热物，或不时思饮冷水，乃见火毒入内太重之故也，急服清心去毒散。何为最轻？若火毒不入肝肺⑦脏腑，饮食如常，方见火毒之轻也。伤破皮肉，亦将去毒散服下，此乃小心⑧预防火毒入内之故也。外将琥珀散⑨敷之妙。

　　或有斩⑩落手臂指脚膀腿⑪者，此症乘其热血凑上为妙。或手或臂或周身，若血冷者，骨不能相对，此大不

----

① 者：原脱，据科图藏本、国图藏本补。
② 治之：原脱，据科图藏本、国图藏本补。
③ 或肿：原脱，据科图藏本、国图藏本补。
④ 若：原脱，据科图藏本补。
⑤ 药：原脱，据科图藏本、国图藏本补。
⑥ 最重：原脱，据国图藏本补。
⑦ 肝肺：此2字国藏本无，疑底本衍。
⑧ 心：原脱，据科图藏本、国图藏本补。
⑨ 琥珀散：国图藏本、恒兴堂本均作"琥珀膏"，疑底本误。
⑩ 斩：原作"新"，据国图藏本改。
⑪ 膀腿：疑指大腿。

便①于医治之。人虽②不死，然不能完全体肤矣。若血热凑上，立将止血散敷之，再以金疮药封固，内服托里止痛散③，再服调理之剂而安。

或因桥梁墙壁城垣倾倒压折骨节者，若伤头颅，看其破处又兼骨碎，必将铜钳去其碎骨，若不去其碎骨，恐后患不能收口。第一畏染破伤风，须服护风理气汤④，次服接骨散。若伤两太阳者，昏迷不醒，饮食不下，口不言语，汤水不进，竟不医治。或脑髓出者，亦不治。伤折天井骨者，亦不治。若倒伤胸前背后，伤及肝胆五脏者，兼之不能言语，不能饮食，尚可救之。何也？有气闷在心，急将吉利散用砂仁泡⑤汤调服。若受此药，尚可医治，看有寒热者，即服疏风理气汤。若不受此药，再看两日，再将吉利散用砂仁泡汤调服探之。如再不受，竟辨无生也，告辞之。若伤两边软肋者，看其轻重，饮食如常，不发寒热，竟将吉利散治之。若发热发寒，即服疏风理气汤。若伤腰子者，伤重竟不治；轻者如⑥皮肉不破，外贴损伤膏，

---

① 大不便：原作"大便不通"，据国图藏本改。

② 虽：原作"难若"，据科图藏本、国图藏本改。

③ 托里止痛散：原作"打里心痛散"，据科图藏本、国图藏本、恒兴堂本改。

④ 护风理气汤：本书接骨入骱全书诸方目录及列方中均无"护风理气汤"，疑为"疏风理气汤"之误。

⑤ 泡：原作"炮"，据科图藏本改。

⑥ 如：原脱，据科图藏本补。

内服补肾和血汤①、调理药酒而安。

凡有打伤，不能开口言语者用吹鼻散，将猪牙皂角刺为细末②，略吹一些于鼻内，一嚏即能开口。如吹进不能嚏，用灯心含湿一些，蘸皂角末戳入鼻孔内即嚏也。随即吐痰者，可保无虞。不吐不嚏，此凶症也，不可③救治。难矣。

凡人受打，或倒插或紧④要能致命处穴部，牙关紧闭，口眼⑤不开者，先以砂仁末泡汤，令⑥受伤人食之顺气⑦，次将吉利散以淡姜汤调服。如伤头颅⑧，额角破损，昏迷不醒，次⑨用莱菔子、砂仁末泡汤令患者饮之，次将淡姜汤调吉利散服下数次。凡受伤至重者，用前散二钱，轻者只用一钱。第一避风为上，此症恐染破伤风，服过砂仁汤后，将疏风理气汤服下一剂护风。

或有小腹⑩受打跌扑伤疼痛者，伤处痛如棍⑪滞，小便闭塞，一步不能行走，其内必有瘀血，故作痛⑫也，急服

---

① 补肾和血汤：原作"补肾和气汤"，据本书列方中方名及国图藏本、恒兴堂本改。

② 细末：原作"末细"，据科图藏本乙转。

③ 可：原脱，据科图藏本、国图藏本补。

④ 紧：原作"竟"，据国图藏本改。

⑤ 口眼：原作"眼口"，据科图藏本、国图藏本乙转。

⑥ 令：原作"食"，据科图藏本、国图藏本改。

⑦ 顺气：原作"慎风"，据国图藏本改。

⑧ 颅：原脱，据科图藏本、国图藏本补。

⑨ 次：疑为"须"。

⑩ 腹：原作"服"，据国图藏本改。

⑪ 棍（hùn 混）：国图藏本作"涩"。棍，犹束，捆扎之意。

⑫ 故作痛：原作"作痛故"，据科图藏本乙转。

归通补血汤①而安。小便若不通二三日，尚可救治，不比大便可迟，迟久实难治也。

凡人阴囊之后、谷道之中、肛门之②前，名为③海底穴。或被踢伤，或因偶然受伤，看其伤之轻重，或肿或青或黑或紫或红。如肿而兼红紫，痛极不可忍者，内先④服行气活血止痛汤一剂，外贴损伤膏，次服吉利散。如肿而青黑，身发寒热，小便不通，两卵子不时⑤伸上伸下，气塞迷闷，小腹肿痛，内必有瘀血，先须服疏风理气活血汤，次服琥珀散，外贴损伤膏，再⑥服吉利散。谷道肿胀，大小二便不通，日夜发热，饮食少进，坐卧不安，先服疏风顺气汤，次服琥珀丸。气喘发咳，欲笑或笑降泽⑦，小便滞涩不通，红肿不消，作阵⑧而痛，先服补肾活血止痛汤，次服吉利散，竟服补肾药酒调理。更有一经受伤，即不能言语，人事不醒，口出涎沫，喉鼻喘息俱无，六脉沉细面白者，此为凶候。胸腹有动或可医治，以猪牙皂末少许吹入鼻内；如不嚏，再以灯心含湿，透入得嚏，竟以砂

---

① 归通补血汤：国图藏本、恒兴堂本均作"归通破血汤"，疑为"通归破血汤"。

② 之：原脱，据科图藏本、国图藏本补。

③ 为：原脱，据科图藏本补。

④ 先：原脱，据科图藏本、国图藏本补。

⑤ 时：原作"能"，据国图藏本改。

⑥ 再：原作"一"，据恒兴堂本改。

⑦ 欲笑或笑降泽：国图藏本作"欲哭或笑绛绎"，后二字费解，待考。

⑧ 阵：原作"陈"，据国图藏本改。

仁泡汤，令患者饮下，即以吉利散仍用砂仁汤调服，次用疏风理气活血止痛汤服之。若身不发热，不犯前论中之症，即以补肾调理顺气药酒久服而安。如犯有前症，即照前论方法参酌调治，伤处须贴损伤膏。如不犯前论，略痛微疼，只用吉利散，砂仁汤调服，贴膏而愈。

凡患症者，务必戒欲，耐气散心，避风寒，忌暴怒，节饮食，食不可太饱，忌食鸡、鹅、牛、羊、醋、蛋、面、萝卜、鲜笋、生冷、炙炒发物，识者自宜珍重，慎之。

此数者予略言其意，如后子孙永学，必择吴良信实者系之①，务使坐定静心，逐一细讲手②法，方书医术，牢记于心，正所谓口传心授。

大抵骨折，在于绑缚，必用松板，取其轻软之故。数方之要药，实系珍宝，不能易传，伤折皆③在于此。药有制虔④修合之奇术，煎剂在于活法，非可执一而用也。但药有别症在前，而得此症在后者，必兼而用药。其上骱之术，一言而足可能也，必须细察其骨节骱臼，随机⑤应变。医治下药，切不可霸道，惟用王道⑥之药，有益无

---

① 如后子孙……之：此 15 字国图藏本作"如教子孙求学，必择贤良信诚者传之"。

② 手：原作"与"，据国图藏本改。

③ 皆：原作"背"，据国图藏本、恒兴堂本改。

④ 虔：国图藏本作"度"，义长。

⑤ 机：原作"执"，据国图藏本、恒兴堂本改。

⑥ 道：原脱，据国图藏本补。

损者也。

凡治孕妇，务必先以砂仁为末，令服安其胎孕，然后再用对症之剂，方免惊忧。

夫自然铜，接骨之要药，除敷药①内不用，若汤散之内，不可忘之。续骨，五加皮为佐；活血，归红为主；枳壳、青皮，以理气为佐；破血，以木通、桃仁为君；补血，以芍药、生地为最。若要疏风，先须理气；活血，要顺气为急。若足，必用木瓜；手，必用桂枝。方虽家传，用药亦宜随变矣。

① 药：原脱，据国图藏本补。

列　方

七日内伤方①

当归五钱②　枳壳　黄芩　黄耆　苏木　五加皮　威灵仙　红花　青皮　陈皮　木通　地鳖虫　自然铜　骨碎补香附　木香　台乌药　桃仁以上各一钱　寸香三分　没药另研冲服，三钱③　血竭另研冲服，三钱　丁香一钱　胡桃肉三斤，连隔④

老酒三斤，共煎八分服。

第一方　一名接骨膏，又名损伤膏。

川乌　草乌　羌活　独活　穿山甲　防风　荆芥　大黄　黄芩　黄柏⑤　蛇蜕半条　皂角刺　贯众　元武版⑥连翘以上各一两　五倍子五钱　蝉蜕一两　蜈蚣五条。此味用，蛇蜕可有可无　甘草节五钱　桔梗五钱　当归　川芎　赤芍杜仲　白芷　金银花　僵蚕各一两

用真豆油五斤，渐下诸药，煎至滴水不散，候药枯，滤去渣，将东丹二包炒至紫色⑦，以筛渐入，调匀，滴入

---

① 七日内伤方：总方组成，科图藏本多紫苏、赤芍各一钱。
② 五钱：当归剂量，科图藏本为一钱。
③ 三钱：科图藏本作"二钱"。
④ 胡桃肉三斤连隔：科图藏本作"胡桃三片连肉"。
⑤ 黄柏：科图藏本无。
⑥ 元武版：即"龟板"
⑦ 至紫色：原作"紫色至"，据科图藏本乙转。

水内，看老嫩，再将乳香、没药各五钱，樟冰①一两，蟾酥三钱，略蒸调匀，至半个时辰，倾入水②内，逐渐隔水，去火气，听候摊用。每用一膏，重四钱，再加麝香三分③尤④妙。如用布摊，只用前数，如用纸摊，只用二钱。

第二方 七对 一名损伤黄末药，又名吉利散，又名七厘散。

当归 川芎 赤芍 乌药 枳壳 防风 甘草 陈皮香附 紫苏 羌活 独活 薄荷 白芷各一钱 泽泻三钱木香五钱 车前子五钱

共研细末。红糖油、陈酒调，空心服一钱。宜加：乳香、没药、木通、桂枝、寄奴、川续断，桃仁、五加皮各一钱。

第三方 封口金疮药。此药原方，治一切破碎及刀斧伤、砍伤腐烂，血流不止，久不收者，封之能生肌长肉，第一圣方也。

地鳖虫五钱⑤ 呆木香七钱 乳香去油，五钱 没药去油，五钱 芸香⑥一钱 血竭一钱半 白及四钱 樟冰⑦一钱 白

---

① 樟冰：原作"漳冰"，据科图藏本、恒兴堂本改。
② 水：原作"各"，据科图藏本改。
③ 三分：科图藏本作"一分"。
④ 尤：原作"又"，据文义改。
⑤ 五钱：科图藏本作"一钱"。
⑥ 芸香：原作"芸"，据科图藏本、恒兴堂本、国图藏本改。
⑦ 樟冰：原作"獐冰"，据科图藏本、恒兴堂本改。

占①要看老嫩，随量酌用　冰片五分　脂油②去筋熬净，八两

　　惟以麻油八两，炭火熬，先下白及，熬至枯，滤去渣，然后脂油、麻油调匀后，下细药，再以夏布③滤净，再下白占，调匀，候生油熟透，收贮器内，隔五六日，去火气，听用。每用要油纸覆外，仍用青布或青绢扎缚。

　　第四方④　一名琥珀丸，又名和伤丸。此方专治跌打重伤，断骨务加铜雀蜜三钱炒熟⑤。

　　当归二两　苏木二两　羌活二两　丹皮盐水炒，一两⑥白术炒，二两⑦　赤芍一两　南星一两　陈皮一两　独活一两川断一两　乳香去油，一两　没药去油，一两　川芎一两　黄芩一两　桂枝一两　青皮一两　白芍一两　木瓜二两　牛膝六两　苡仁六两　琥珀二钱　桑皮二钱　五加皮四两　甘草五钱川柏三钱　黑豆二合　肉桂二钱　熟地二两

　　共研细末，用红糖油为⑧丸，每丸重三钱，分作二次，另少⑨加自然铜、麻雀粪、密陀僧更妙。空心陈酒送下。

　　第五方　一名止血定痛散。

---

①　白占：即白蜡。唐宋以前所用皆蜜白蜡，自元以来始用虫白蜡。
②　脂油：用猪板油熬成的猪油。
③　夏布：指用苎麻纤维织成的平纹布。
④　第四方：本方组成，科图藏本多生地二两，杜仲盐水炒二两。
⑤　炒熟：科图藏本作"为妙"。
⑥　盐水炒一两：科图藏本作"三两"，无"盐水炒"三字。
⑦　二两：科图藏本作"三两"。
⑧　为：原脱，据国图藏本补。
⑨　另少：原作"少陵"，据科图藏本改。

降香一分　五倍子一分　代赭石三分　灯心灰五分

共研细末，听用。

一名琥珀散①。生肌长肉妙药。

归身一两　生地一两　象皮一两　乳香五钱　没药三钱
菜油四两　脂油二两　黄占②看老嫩，随量加酌用

将当归、生地与菜油熬枯，滤去渣，又将脂油熬烊调和，以黄占收，老嫩不拘多少，盛贮听用③。

第七方　一名代痛散，即麻药。

蟾酥三分　寸香二分　乳香六分　没药六分

共研细末。干搽二三厘，不可少④。

第八方⑤　一名顺气活血汤。

归身一钱五分　羌活　生地　红花　丹皮　牛膝以上各一钱　厚朴八分　木通八分　陈皮五分⑥　枳壳五分⑦　甘草三分

水酒各半，煎八分，加砂仁末一钱，空心服。

第九方⑧　一名行气活血汤。

青皮　羌活　归身　红花　苏木　生地　杜仲各一钱

---

① 琥珀散：国图藏本、恒兴堂本均作"琥珀膏"，疑底本误。本书列方中第十六方亦名"琥珀散"。

② 黄占：即黄蜡，为黄色或棕黄色之蜂蜡。

③ 不拘多少盛贮听用：原作"不拘少收贮用"，据科图藏本改。

④ 不可少：国图藏本作"不可多用"，疑底本误。

⑤ 第八方：本方组成，科图藏本少生地，多桔梗八分。

⑥ 五分：陈皮剂量，科图藏本为三分。

⑦ 五分：枳壳剂量，科图藏本为三分。

⑧ 第九方：本方组成，科图藏本多"木香五分"。

陈皮五分① 丹皮 木通 川芎各八分 甘草三分

水酒各半，加砂仁一钱，煎至八分，空心服。身发热，加柴胡一钱。

第十方 一名调理药酒。

归身 羌活 红花 杜仲 骨碎补 淫羊藿 牛膝木瓜各三两② 川断肉 陈皮 青皮 丹皮 乳香 没药各一两 虎骨 甘草各五钱 生地 熟地 山楂各三两 五加皮四两

用陈酒三斤，加砂仁一两、桃仁四两、大黑枣二十个，用夏布包好入酒，煮三炷③香为度。

第十一方 一名疏风理气汤。

防风 羌活 陈皮 紫苏 独活 枳壳 威灵仙 细辛各七分 苏木二钱 甘草三分 白芷六分④ 川芎六分 红花五分 黄芩五分 五加皮三分⑤ 砂仁去衣，一钱

水酒各半，煎八分服。

第十二方 一名疏风顺气补血汤。

当归 威灵仙各一钱 川芎八分 熟地三钱 陈皮五分青皮一钱 牛膝一钱半 甘草三分 杜仲盐水炒，一钱半 赤芍一钱 防风一钱 上肉桂八分

---

① 五分：陈皮剂量，科图藏本为八分。
② 各三两：科图藏本作"各二两"。
③ 炷：原作"注"，据国图藏本改。
④ 六分：科图藏本作"三分"。
⑤ 三分：科图藏本作"三钱"。

用水酒各半，煎服。

第十三方　一名补肾活血汤。

归身一钱半　川芎一钱　红花一钱半　熟地三钱　杜仲盐
水炒，三钱①　五加皮一钱　白芍一钱　陈皮一钱②　肉桂六分
威灵仙八分　甘草三分

用水酒各半，煎至③八分，空心服。

第十四方　一名疏风顺气汤。

青皮　木通　厚朴　泽泻　枳实　黄芩　防风　砂仁
各一钱　陈皮　没药各五分　红花八分　乳香六分　甘草三分

用水酒煎至④八分，空心服。

第十五方　一名槐花散。

槐花四两⑤　黄芩四两

共为细末。清晨每服三钱，空心灯心汤送下。

第十六方　一名琥珀散。

赤芍⑥　杜仲　荆芥　柴胡　陈皮　紫苏　防风　木
通　琥珀各一钱　桃仁　羌活各八分　甘草八分　生军五钱⑦
芒硝四钱⑧

---

① 三钱：科图藏本作"二钱"。
② 一钱：科图藏本作"五分"。
③ 至：原脱，据科图藏本补。
④ 至：原脱，据国图藏本补。
⑤ 四两：科图藏本作"八两"。
⑥ 赤芍：科图藏本作"芍药"。
⑦ 五钱：科图藏本作"一钱五分"。
⑧ 四钱：科图藏本作"八分"。

用水酒各半，煎八分，空心服。

第十七方　一名活血汤。

归身　红花　生地　木通　地骨皮　陈①皮　青皮
白芍　香附以上各一钱　槐花五分　台乌药八分　甘草三分

水煎八分，加砂仁末一钱，空心服。

第十八方②　一名清肝止痛汤。

当归　羌活　柴胡　黄柏　丹皮　防风　红花各一钱
乳香　没药各六分　赤芍　桔梗各八分　陈皮五分　甘草三分

引加生姜三片，水煎，空心服下。

第十九方　一名清肺止痛汤③。

川贝母　枳实　南沙参　桔梗　威灵仙　青皮　香附
各一钱　陈皮　丹皮各八分　大麦冬去心，一钱半　甘草三分

加灯心二十寸，水煎，空心服下。

第二十方　一名大黄汤。

木通　桃仁　苏木　羌活各一钱　广皮六分④　归尾一
钱半　甘草三分　生军二钱　朴硝八分

阴阳水煎八分，空心服下。

第二十一方⑤　一名归原养血和伤汤。

---

① 陈：原作"防"，据科图藏本改。
② 第十八方：底本本方补录于书眉，"第"字前有"补"字。本方组成，科图藏本多黄芩八分。
③ 清肺止痛汤：恒兴堂本、国图藏本均作"清肺止痛饮"。
④ 六分：科图藏本作"四分"。
⑤ 第二十一方：本方组成，科图藏本多熟地一钱、青皮六分。

归身　生地　羌活　红花　五加皮　宣木瓜　川续断

牛膝各一钱　广皮五分　上肉桂五分　川芎八分　黄芩六分

杜仲盐水炒去丝，一钱①　生甘草三分

水酒煎八分，空心服下。

第二十二方　一名小柴胡汤。

柴胡　黄芩　半夏　甘草　人参　丹皮各一钱

如心胸满闷，加枳壳、黄连、桔梗各七分。水煎八分，空心服下。

第二十三方　一名活血止痛饮。

当归　羌活　青皮　麦冬　生地　川断　红花　苏木

各一钱　白芍　川芎各八分　乳香　没药　五加皮各一钱

广皮七分　防风六分　枳实六分　甘草三分

加灯心二十寸，水酒煎八分，食远服②。

第二十四方　一名清心和气汤。治跌打重伤吐血后用。

麦冬去心　百合　桔便　紫菀　丹皮各一钱　淮山药③

八分　苏木一钱　槐花二钱　川朴八分　香附八分　青皮一钱

甘草三分

加灯心二十寸，水煎八分，空心服下。

第二十五方　一名补中益气汤。

---

① 一钱：科图藏本作"一钱五分"。

② 食远服：服药法之一，即离正常进食时间较远时服药。

③ 淮山药：淮山药是今江苏、安徽等地所产山药。另有"怀山药"，今河南焦作区域所产，为四大怀药之一。

人参　升麻　柴胡　广皮　当归　白术各五分　炙甘草三分　黄芪一钱

水煎八分，空心服。

第二十六方① 一名明目生血饮。

生地　当归　白芍　白蒺藜炒，去刺。各一钱　川芎　羌活　茯苓　谷精草　荆芥各八分　甘草三分　枳壳六分

灯心二十寸，水煎，食远服。

第二十七方 一名壮筋续骨丹。

甘草　川芎　羌活　独活　防风　延胡　当归　红花　香附　木通　广皮　丹皮　生地　牛膝　乌药　青皮　枳壳　麦芽　白术　桂枝　桃仁　木瓜　神曲　杜仲②用盐水炒。各一两③　柴胡　黄芩　芥穗各四两④　五加皮二两　川续断二两　苏木一两

共研细末，以红糖油调服，酒过口，大人每服五钱，小儿每服三钱，酌量加减。此方若浸酒更妙，不必研服。

第二十八方⑤ 一名活血止痛散。

当归　羌活　独活　荆芥　川芎　桃仁各八分　木通

---

① 第二十六方：本方组成，科图藏本多甘菊八分，防风、薄荷、连翘、细辛各七分，山栀一钱五分。

② 杜仲：原作"杜伸各"，据国图藏本改。

③ 各一两：科图藏本作"各二两"。

④ 各四两：柴胡、黄芩，此二味药剂量，科图藏本为柴胡五钱，黄芩一两。

⑤ 第二十八方：本方组成，科图藏本少川断、陈皮、乳香、没药。

乌药　川断　陈皮各七分　乳香去油　没药去油　五加皮各

一钱　红花五分　防风五分①　苏木一钱②　甘草或用三钱，或

用③三分

加灯心二十寸，水煎八分，食远服。

第二十九方　一名补肾养血汤。

生地　熟地　归身　杜仲盐水炒。各一钱半　大白芍

红花　川芎　白术土炒④。各一钱半⑤　广皮六分　青皮八分

加大枣二枚，水酒煎，空心服。

第三十方　一名提气活血汤。

桔梗　当归　陈皮　苏木　川断肉　绵黄芪　五加皮

各一钱　川芎七分　红花五分　桂枝五分　羌活八分　白芍八

分　荆芥　花粉各一钱　独活八分　防风八分　乳香　没药

各一钱　甘草三分

加大枣二枚水煎，食远服。

另注⑥，荆花独防乳没六味不用，余十三味同用。

第三十一方　一名退毒定痛散。

当归　没药　乳香　连翘　羌活　荆芥　花粉各一钱

独活　防风各八分　甘草三分　金银花八分　川断八分

---

① 五分：科图藏本作"六分"。
② 一钱：科图藏本作"三分"。
③ 或用三钱或用：此6字科图藏本无。
④ 土炒：原作"盐水炒"，据国图藏本、恒兴堂本改。
⑤ 各一钱半：生地……白术，此八味药剂量，科图藏本均为一钱。
⑥ 另注：原脱，据科图藏本补。

水酒各半，煎八分，食远服。

第三十二方① 一名生血补髓汤。

当归 生地 熟地 白术 枳壳 荆芥 白芍各二钱②

防风 广皮 杜仲盐水炒 丹皮 川芎 干姜 牛膝 独

活 五加皮各一钱 川续断 黄芪 熟艾 香附 羌活各八

分 鲜红花五分 甘草三分 云茯苓五钱

水③酒各半，煎八分，食远服。

第三十三方 一名接骨止痛丹④。

乳香 没药 当归 续断 红花 羌活 五加皮 苏

木 青皮 白芷 丹皮各八分 甘草三分

水酒各半，煎食，空心服。

第三十四方 一名宽筋活血散

羌活 防风 独活 香附 桃仁 当归 五加皮 苏

木 木瓜 木通 川续断各一钱⑤ 荆芥 乌药各八分 红花

五分 花粉七分 厚杜仲盐水炒，一钱半 枳壳六分 甘草三分

加灯心二十寸，水酒煎，食远服。

第三十五方⑥ 一名护风托里散。

---

① 第三十二方：本方组成，科图藏本少香附。
② 各二钱：科图藏本作"各八分"。
③ 水：此字前科图藏本有"加大枣一个"五字。
④ 接骨止痛丹：原作"接骨止痛散"，据科图藏本改。底本第三十三方名"接骨止痛散"，第三十四方名"宽筋活血散"，两方组成及剂量、用法文字相同。此处接骨止痛丹组成及剂量、用法，据科图藏本补改。
⑤ 各一钱：羌活……川续断，此十一味药剂量，科图藏本均为八分。
⑥ 第三十五方：本方组成，科图藏本多"茯苓八分"。

当归　防风　白芍　川芎　荆芥　黄芪各一钱　羌活
生地　威灵仙　黄芩各八分　独活　薄荷叶　花粉　细辛各
七分　僵蚕五分　甘草三分

加老生姜二片、大枣二枚，水煎，空心服。

第三十六方　一名补中益气汤。[①]

人参　白术　柴胡　当归　防风各一钱　升麻五分　陈
皮五分　枳壳五分　橘红五分　甘草三分

水煎，空心服。

第三十七方　一名通肠活血汤。

熟地　五加皮　枳壳　广皮　青皮　苏木　乌药　川
续断　羌活　独活　木通各八分[②]　桃仁　红花各五分　当
归　大黄各二钱　甘草三分　延胡　大腹皮各一钱

水煎，食远服。

第三十八方　一名接骨散。

川断　羌活　木通　生地各二钱　香附　红花　丹皮
五加皮　乳香　没药各一钱　乌药八分　肉桂六分　归身一
钱半　木瓜八分　甘草三分　砂仁去衣，一钱

水酒煎，食远服。

第三十九方　一名托里止痛散。

归身　黄芪　生地　羌活　川续断　红花　乳香　没

---

①　补中益气汤：国图藏本作“补中和气汤”，疑底本误。前文第二十五
方亦名“补中益气汤”，与本方组成不同。

②　各八分：熟地、五加皮、乌药、川续断、羌活、独活、木通，此七
味药剂量科图藏本均为七分。

药各一钱　广皮八分　川桂枝一钱①　白术八分　上交桂五分砂仁去衣，一钱

用水煎，空心服。

第四十方　一名清心去毒散。

柴胡　青皮　元参　泽泻　防风　防己　甘草各一钱升麻　葛根　黄芩各一钱半　知母　桔梗　枳壳各八分　木通二钱

加淡竹叶二钱，水煎，空心服。

第四十一方　一名补肾和血汤。

厚杜仲盐水炒　熟地各二钱②　青皮　红花　黄芪　广皮丹皮各一钱　甘草炙　川芎　黄芩③各八分　当归身一钱半

加大枣二枚水煎，空心服。

第四十二方④　一名通归破血汤。

归身　木通各一钱半⑤　生地一钱五分⑥　赤芍　木瓜桃仁　苏木　泽泻　广皮各一钱⑦　丹皮八分　甘草三分

水酒煎，空心服。

已上四十二方，加减应用，无有不验，切记。

---

① 一钱：科图藏本作"八分"。
② 各二钱：杜仲、熟地，此二味药剂量，科图藏本均为一钱五分。
③ 黄芩：科图藏本无。
④ 第四十二方：本方组成，科图藏本少木瓜，多"木香一钱五分"。
⑤ 归身木通各一钱半：科图藏本作"归尾一钱五分""木通一钱"。
⑥ 一钱五分：原作"同上"，据科图藏本、国图藏本改。
⑦ 各一钱：广皮剂量，科图藏本为八分。

分明补泻药名

泻心：黄连，山栀，甘草，胡连，黄柏，连翘，木通。

补心：枣仁，柏子仁，云茯苓①，远志，石菖蒲，山药。

泻肝：柴胡，龙胆草，防风，羌活，蝉衣，竹叶，黄甘菊花。

补肝：当归，白芍，川芎，熟地，丹参，蔓荆子。

泻肺：黄芩，桑白皮生用，黑山栀，天冬，麦冬。

补肺：天冬，麦冬，云茯苓，生苡仁。

泻脾：生石膏，白芍，生地，黑山栀。

补脾：广陈皮，茅术。

肾无泻只用补药：菟丝子，巴戟，熟地，车前子，青鱼胆，枸杞子，鹿茸，竹叶，川黄柏，羊肝。

破血药队②：归尾，桃仁，生地，没药，郁金，丹皮，刘寄奴，延胡索，薄荷叶。

消瘀血药队：蒲黄，姜黄，大黄，紫金皮③，黄芪，芍药兼破血，大戟，韭菜汁。

---

① 云茯苓：科图藏本作"茯神"。
② 破血药队：科图藏本多"大黄"。
③ 紫金皮：科图藏本作"紫荆皮"。

行血药队：羌活，桂枝，藁本，牛膝，川续断。

活血药队：当归，红花，艾通血，人参，黄芩。

凉血药队①：生地，元参，地骨皮，地榆止痛。

养血药队：枣仁，鹿茸，归身，熟地，红花，菖蒲②暖血，补骨脂。

通气血药队：明天麻，威灵仙，五灵脂。

通关窍药队：细辛，牙皂，麝香。

行气药队：乌药，泽兰，木香理③，砂仁快，陈皮④，沉香⑤，乳香和胃，白蔻仁调冷，良姜调心，小青皮消滞，苏合香追虫杀鬼，甘草下气通用。

益气药队：杜仲，益智仁，甘杞子，辰砂养气，菟丝子添精。

利小便药队：茯苓，猪苓，泽泻，滑石，木通，通草。

除湿药队：车前子消疗，白术去疗，苡仁米舒筋。

利大便药队：大黄，朴硝，麻仁。

消痰药队⑥：川贝母，半夏，桔梗，桑白皮，厚朴，玄明粉，竹沥，蓬砂止嗽，苍术除湿痰，枳壳宽膈下痰，杏

---

① 凉血药队：组成最末，科图藏本多"去瘀生新血白芷桃仁川芎"11字。

② 菖蒲：原作"苍蒲"，据科图藏本改。

③ 理：科图藏本作"理气"。

④ 陈皮：此2字后科图藏本有"下气"。

⑤ 沉香：此2字后科图藏本有"下气"。

⑥ 消痰药队：科图藏本多"瓜蒂吐痰"。

仁去风痰，木瓜，威灵仙消风吐痰，姜汁。

祛风药队：羌活，防风，荆芥，海风藤。

除热药队：前胡，黑山栀解胃热心闷，白芷除风热，黄柏胃热，知母热渴，黄芩泻心火，薄荷，蝉衣，射干，白蒺藜去刺。

消食药队：神曲，山楂，麦芽，谷芽，大腹皮，枳实，枳壳，陈皮，莱菔子。

止痛药队：蒲黄，乳香，没药。

上部加藁本、羌活、川芎；中部加杜仲、甘杞；下部加牛膝、木瓜；左右肋加柴胡、青皮；少腹加独活①。

---

① 左右肋加柴胡……独活：此13字科图藏本作"左肋加青皮，右肋加陈皮，小腹加柴胡、独活"。

金疮辨治①

　　许个②曰，人为兵器所伤出血者，必甚渴，即不可与饮水，所食之物，旋毛在吻，须干食，食肥腻之物无所妨害，贵解渴而已，不可过多，饮粥则血沸出，人③必死矣。所忌有八：一曰怒，二曰喜④笑，三曰大言，四曰劳力，五曰忘⑤想，六曰食熟羹粥⑥，七曰饮酒，八曰酸咸。犯此八者，鲜有全⑦矣。

　　夫⑧金疮不可治者有九：曰伤肭⑨，伤天仓⑩，伤臂中跳脉，伤大小肠，伤五脏，此九者皆死处。又有不可治者四：脑髓出；脑破而咽喉中沸声，两目直视，痛不在伤处，此谓伤经；曰出血不止，前赤后黑；或是肌肉腐臭，寒冷兼实，其疮难愈。此四者皆不可疗矣。舍此之外，复论其脉，脉虚细者生，数实者死，沉小者生，浮大者死。

---

　　① 金疮辨治：此4字，原书无，据文义补。
　　② 个：国图藏本作"洞"。
　　③ 人：原作"入"，据国图藏本改。
　　④ 喜：通"嘻"。东汉·应劭《风俗通·正失·孝文帝》："上止辇听之，其言可者称善，不可者喜笑而已。"
　　⑤ 忘：通"妄"。《老子》："不知常，妄作，凶。"
　　⑥ 食熟羹粥：国图藏本作"热羹粥"，恒兴堂本作"热粥"。
　　⑦ 全：国图藏本作"生"。
　　⑧ 夫：原作"天"，据国图藏本改。
　　⑨ 肭：国图藏本作"脑"，疑底本误。
　　⑩ 天仓：指胃。《史记·天官书》："胃为天仓。"

其所伤在阳处①，失血过度而脉微缓，忽②疾者死矣。

　　按金疮乃刀斧枪刃之所伤，其色喜淡红者良，万不失一；所恶者紫红色，百无一生。金疮属金，主于③肺患，金疮者则忌咳嗽呕哕翻胃，肺之症也。亦宜避风为主，盖风入疮口，则疮口浮肿淡痕④秽烂而成破伤⑤风，则变生他症，多致不救。虽有治法，宜辨疮⑥口深浅，脉之虚实，吉凶见矣。所喜者胃气益旺，胃气旺则原⑦气壮气血生。最宜戒怒戒色，怒则疮迸裂，变生胬肉，欲则疮口腐烂，以损新肌。凡金疮用敷口药，当以乳香、没药、血竭、天灵盖、乳石之类为主，可保无虞。凡服汤药，必须助胃补血为主。金疮虽有变易，各有治法。居边隘为刀箭所伤，非此圣药，安能治之。寒垣军旅⑧之间，罹于毒者⑨，若非秘方不救，危殆者多。医者宜细观之。

金疮乳香方

　　乳香—两，去油　　没药一两⑩，去油　　天灵盖五钱　　血竭

---

① 阳处：原作"汤"，据国图藏本、恒兴堂本改。
② 忽：原作"忍"，据国图藏本、恒兴堂本改。
③ 于：原作"与"，据恒兴堂本改。
④ 痕：科图藏本作"癍"。待考。
⑤ 伤：原脱，据科图藏本补。
⑥ 疮：原作"症"，据国图藏本改。
⑦ 原：原作"厚"，据科图藏本改"。
⑧ 旅：原作"报"，据国图藏本、恒兴堂本改。
⑨ 者：原脱，据科图藏本、国图藏本、恒兴堂本补。
⑩ 一两：科图藏本作"一两二钱"。

一钱　川连二钱　珍珠末一两　花蕊石淡黑微黄者佳，二钱
金芮五斤①　黄丹飞细，一钱　降香节　松脂去油　旧毡帽以
上三味，煅存性，各五钱

共为研极细末，和匀，收贮器内听用。

金疮敷药方

天花粉三两　姜黄一两　白芷一两　赤石脂二两

共研细末。凡筋断脉绝血尽人危②，须用布条捐③扎住
四④路，然后用此药以清茶调敷，用软绢缚之，立止其痛，
肿顿消。若金疮着水⑤翻花者，可用韭汁调敷疮两边，以
火微炙之或以稻秆烟熏之，疮口水出即愈。

金疮止痛方

当归一钱半　花椒⑥五分　泽泻五钱　川芎一两　附子
一两

共研细末。温酒调下⑦，每日三服。

金疮疼痛不可忍者

防风一斛　天南星一斛，汤泡

---

① 五斤：科图藏本作"五钱"。
② 危：原脱，据科图藏本补。
③ 捐：疑为"绢"。
④ 四：疑为"血"。
⑤ 着水：原作"看如"，据科图藏本改。
⑥ 椒：此字后科图藏本有"去粃水炒去汗"。
⑦ 调下：科图藏本作"服三钱"，疑底本误。

各为细片。每服五分①，加姜汁水煎，食远服。

金疮出血不止者

龙骨煅碎②　芎蒡　广橘白　鹿茸去毛，酥微黄色。各一两　大熟地　乌樟根各三两

共为末。敷疮口，血止加服温酒调下，每③日三服。

大内伤方　兼治劳血

地虎　苏木　大黄　归尾　乳香　没药　红花　麝香　生姜各一钱　川乌黑豆煮透　草乌　自然铜　木瓜　牛膝　血竭　山甲或鳖甲各三钱④

共为细末。温酒送下，每服三钱。

煎方第一

桃仁　丹参　延胡　羌活　独活　白芷　刘寄奴　乌药　归尾各等分　大黄周塞加减

共加砂仁末五分，酒煎服。

煎方第二⑤

归尾　桃仁　羌活　白芷　青皮　延胡　赤芍　陈皮　五加皮　泽兰　白蒺藜　丹参　乌药各等分

---

① 五分：科图藏本作"五钱"。
② 煅碎：科图藏本作"制末微炒"。
③ 每：原脱，据科图藏本补。
④ 或鳖甲各三钱：原作"各三钱或鳖甲"，参科图藏本乙转。
⑤ 煎方第二：此4字原作"第二方"，据科图藏本改。本方组成，科图藏本少陈皮，多"生地"。

加砂仁末五分冲服，酒煎服下。

煎方第三①

姜黄　独活　归尾　桃仁　泽泻　灵仙　羌活　蒲黄
楂肉　寄奴　青皮　乌药　乳香　没药　紫荆皮　闹杨花
白夕利各等分

如前煎服。

护心丸

乳香　没药　番木鳖　无名异　当归　苏木　白头地
龙去土　陈麻灰各等分

共为末，蜜丸弹子②大。每服三丸，或酒或汤送下，
不可多要行动。

黑虎丹③　治跌打损伤，又治痛风

苍术　草乌　生姜切片，拌匀，入坛内，春五夏三秋七冬十
取去。各一斤④　自然铜醋炒七次，一两　乳香去油，五钱　没
药去油，五钱　五灵脂醋炒七次，二两

共为细末。醋糊丸，百草霜为衣，每服五分，酒送
下，出汗为度。

---

① 煎方第三：此4字及下文本方组成、用法，底本均脱，据科图藏本补。
② 弹子：科图藏本作"枳实"。
③ 黑虎丹：本方组成，科图藏本多"山甲"，无剂量。
④ 切片……各一斤：此20字原作"各一斤切片……"，据文义乙转。

玉真散 <small>治破伤风即狗咬，可服有效①</small>

天南星　防风各三两

共为末。水一碗，文武火煎午②，晒干为末。每服一钱，重者二钱，酒送下。

八厘散

土鳖虫焙干，研末　乳香去油　没药去油　血竭各一钱
制半夏　当归酒浸　巴霜　砂仁　雄黄　甜瓜子各五分③

上为末。每服八厘，好酒送下。小儿三厘即活。

上部损伤 <small>头破见血，伤风于内④</small>

羌活　防风　半夏　升麻　当归　赤芍　陈皮　生地
川芎　甘草　白芷　茯苓　熟南星　花粉　蔓荆子分两随意
加减　生姜三片

水煎。加血余、落得打各一钱，为末可也。

中部损伤⑤　<small>附手折损伤⑥</small>

羌活　防风　当归　赤芍　陈皮　白芷　甘草　秦艽
黄芪　茯苓　生地　官桂　破故纸　花粉　血余以上各一钱

共为细末，温酒调，作三次服下。

<small>接骨全书</small>

<small>五〇</small>

---

① 治破伤风即……效：此11字原在"玉真散"前，据科图藏本移至此。即，疑为"及"。
② 午：此字疑衍。
③ 各五分：科图藏本作"各一钱"。
④ 头破……内：此8字原在"上部损伤"前，据科图藏本移至此。
⑤ 中部损伤：本方组成，科图藏本多五加皮一钱。
⑥ 附手折损伤：此5字原在"中部损伤"前，据科图藏本移至此。

下部损伤① 附腿足②

当归　白芍③　陈皮　牛膝　木瓜　防己　川芎　茯苓　羌活　白芷　白术　秦艽　甘草　血余以上各一钱

共为细末，温酒调，作三次服下。

金疮出血散

龙骨　白矾生熟各一两　五倍子生熟④二两　乳香去油　没药去油。各三钱　无名异一两

共为末，干掺，不作脓，不怕风，止血解痛生肌。

瘀血冲心方

坠高压倒打死者，童便灌，或姜汁、真麻油调⑤匀灌，或生半夏末吹入鼻，或荷叶烧灰，热童便调三钱，日进三服。

筋骨折伤

雄鸡一只，刺血冲入酒内，量服，瘀痛立止。

收口药

石膏煅，四两　血竭一两　赤石脂⑥五钱　龙骨煅，五钱

共研细末，和匀，收贮听用。

---

① 下部损伤：本方组成，科图藏本多生地一钱。
② 附腿足：此3字原在"下部损伤"前，据科图藏本移至此。
③ 白芍：科图藏本作"芍药"。
④ 熟：此字后疑脱"各"。
⑤ 调：原作"捝"，据科图藏本改。
⑥ 脂：此字后科图藏本有"煅"。

刀伤药

夏枯草　车前子　旱莲草近钱斤①不用　马兰头一名止草②　血见愁　抽筋草　浮炭草用鲜。各等分

清水打烂，加松香少许。每日换二次，纸贴或膏贴。如平日采生鲜者，捣烂加千石灰三钱结圆，挂于无风处，阴干听用。

治烫伤

牡蛎　大黄　煤炭各等分

共为末，菜油调敷。再用乳香、没药、槐花、好酒，不时饮下。先将火酒喷患处，或服童便，猪毛炒成珠研末，或麻油或菜油调敷。

甲鱼壳③煅存性，用菜油敷。

鸡骨头灰、甘石、冰片，菜油调敷。

陈螺蛳④壳（入土佳，去泥，煅）一两，铅粉二钱，轻粉一钱五分，冰片三分，共研。掺膏贴之。

跌打损伤接骨肿痛膏⑤

血竭　乳香　没药　龙骨　丁香　肉桂　川附　川乌
草乌　乌药　五灵脂各三两　麝香一两，研末和匀，即名透骨散

---

① 钱斤：疑为"上茎"。钱，科图藏本作"上"。待考。
② 止草：科图藏本作"止血艸"。
③ 甲鱼壳：原作"脚鱼壳"，据科图藏本改。
④ 螺蛳：原作"蛳螺"，据文义乙转。
⑤ 跌打损伤接骨肿痛膏：本方组成，科图藏本多丹皮三钱。

羌活　白芷　独活　柴胡　黄芩　连翘　蜂房各三两①　元参　大黄　番木鳖　蓖麻子各一钱　归尾　血余各二两　蜈蚣二十条　蛇蜕二条　东丹二十两，炒紫

用真麻油三斤入前药熬，滤去渣，将桃、槐②、柳、桑各五段同煎。如痞块，加阿魏煎，其法③同上。

接骨灵丹④

骨碎补要去毛，竹⑤刀切，二两，晒干　小雄犬胎骨一两坑砖煅，五钱　大黄一两　归尾一两　地虎火酒浸，土炒，一两　地狗四十九个　川马前　甲片　虎骨　土连翘　乳香去油　没药去油　血竭　白占　桃隔各五钱　自然铜醋煅，水先煎，五钱　山羊血三钱　麝香一钱

共为细末。每服一钱五分重，五钱好酒送下。

内伤末药⑥

大黄　归尾各二两　紫荆皮　蒲黄　五加皮各一两　赤芍　黄麻花　羌活　延胡　独活　土连翘火酒炒　香附乌药各五钱　甘草三钱

共为细末。每服二钱，砂仁汤⑦送下。

---

①　各三两：科图藏本作"各三钱"。
②　槐：此字后科图藏本多"榆"。
③　其法：原作"其法其法"，据文义删改。
④　接骨灵丹：本方组成，科图藏本多地龙去泥五钱。
⑤　竹：科图藏本作"登"。
⑥　内伤末药：本方组成，科图藏本多丹参五钱。
⑦　汤：原作"酒"，据科图藏本改。

代痛散①

蟾酥　生半夏　生南星各一分　芋艿要生姜地上更佳，打汁为妙。听用

共研细末。前药捣敷即不痛。

麻药方

乳香　没药各六分②　蟾酥三分　寸香二分

共为细末，掺扎或膏贴。

鹅毛散　此方神治，跌打损伤至重者用此。然非无力者所能略也

血管鹅毛单取二翅括下，无上节，只用血管，只取童便浸，炒成膏，不宜枯，二两　血虻虫四十九只，炙用　白头地龙要韭菜地上者，去腹内泥，洗净，酒浸，炙末，二两　土鳖虫二两③，必要油车内，取贮坛内，米、糖④、羊血或鸭血养一月，拣大者，炙末　山羊血净　广三七各五钱　自然铜醋煅七次，二两　蜣螂虫酒浸，一两　真牛黄身轻，微香，舌上凉入小家透指甲者真，用五钱　珍珠豆腐内煮，五钱　人参三两，去芦，研末　胎骨五钱，煅　斑蝥去头足翅，米拌炒，去米，二两　土狗酒浸炙，二两　麝香五钱　硼砂二两

---

① 代痛散：本书列方中第七方亦名"代痛散"，与本方组成不同。
② 各六分：没药剂量，科图藏本为"二分"。
③ 二两：原脱，据科图藏本补。
④ 米糖：科图藏本作"冰片拌"。

共为细末。每一两五钱，砂①糖一钱，调入无灰酒送下，用被盖出汗，避风。

三分散　治一切损伤，轻重皆效

野连翘又名六轴子，生晒干，为末　地鳖虫炙末。各等分

共为末，和匀。每服三分五厘，陈酒送下。如发麻寒抖，用冷绿豆汤解之即安。

戒烟方②　此烟灰每贴减去五分为要

金沸草③绢包，三钱　淮山药三钱　赭石　金银花　抱木茯神④　厚杜仲　甘草各三钱　黑向日葵炒研，绢包，三两。此物江南无，不用亦可，无妨

第一剂用烟灰四钱，后每剂减灰一钱。至第⑤五剂，不用灰，约水一钵，煎八分，瘾前吃半茶钟。五剂后未免肚痛作泻，用生姜一斤打汁，红糖二斤同姜汁煎成膏，开水冲服一调羹。如瘾发时，稍加灰水和服。如真心实意要戒者，切不可再吃烟矣。

干眼药方

荸荠粉一两　甘石五钱　冰片一钱

如眼内有红筋起翳，将药搽眼内，闭片刻即下。如飞丝入眼，亦可搽之。

---

① 砂：原作"沙"，据科图藏本改。
② 戒烟方：科图藏本作"戒烟丸"。
③ 金沸草：原作"金拂草"，据科图藏本改。
④ 神：此字后原衍"厚"，从文义删。
⑤ 第：原脱，据科图藏本补。

耳溃方

烟脂①一大圆　明矾三两②，包在烟脂内，用线扎好

炭火瓦上炙，灰内矾烧枯无声为妙，放地二三天退火，研极细末，筛，加冰片五分③，和匀，吹耳内。此方耳症极验，无不应效矣。

手足裂口

用麻油三两，红砒一两，熬砒枯烟尽为度，退火听用。每晚夜间擦愈。

文痴方

鲜橄榄一斤，打汁　明矾三钱

同煎成膏。每日服④三四次，每次二三茶匙。

武痴方

上芦荟五钱　净巴霜一钱　珠粉一钱　朱砂一钱⑤，为衣

竹沥为丸。

疯犬咬方

防风一两，独茎者佳　天南星一两，泡七次晒干

共研细末。每服二钱，白汤下。半日⑥再进一服，汗出即愈。

---

① 脂：此字后原衍"棉"，据科图藏本删。
② 三两：科图藏本作"二三两"。
③ 五分：科图藏本作"二三十文"。
④ 服：原脱，据科图藏本补。
⑤ 一钱：科图藏本作"二钱"。
⑥ 半日：科图藏本作"日后"。

校注后记

《接骨全书》为骨伤科著作，流传不广，少有文献记述。本次校注整理研究中发现，作者生平及成书年代在有关文献中的记述有所不同，为此在梳理现存抄本有关内容的基础上，参考相关文献对作者与成书年代进行了考证。

一、作者与成书年代

《接骨全书》一般记述为清代医家徐瑛所撰，天津医学高等专科学校图书馆藏朱国栋录抄本中记载"徐老先生讳瑛，不知何处人也"，中国中医科学院图书馆藏恒兴堂民国十年（1921）抄本也有类似记载。丁继华《伤科集成》（下）（人民卫生出版社，1999 年 8 月）2168 页记载："《接骨全书》作者徐瑛（生活于 19 世纪），四川人氏，为清代医家。"陈先赋等从四川方志及其他有关史料中搜集有关资料著《四川医林人物》（四川人民出版社，1981 年 2 月），查阅该书及其他相关史料，均未见有关徐瑛的生平记载。另，1989 年版《崇明县志》载有徐瑛《徐氏伤科全书》，经考证县志中记载的徐瑛，实为原五滧乡彷徨村人"徐接骨"徐瀛狗（1897—1957），当与本次整理的《接骨全书》作者无关。

据《接骨全书》序言，作者徐氏少游江湖，适遇一奇人，随之接骨理伤数载，尽得其传，试之无不效验，后遂将所得编成此书。然该内容在明清其他骨伤科著作中亦有见，如成书于明嘉靖六年（1527）的劳天池《劳氏家宝科》序中就有类似记载。现今有学者认为，是书成书于清光绪九年（1883），南京中医药大学图书馆藏抄本中有"光绪九年荷月抄录"，此可能为徐瑛《接骨全书》成书于清光绪九年（1883）的由来。天津医学高等专科学校图书馆藏朱国栋录抄本中有"嘉庆庚午年仲夏暨阳立夫朱国栋录"，"其秘录此书之原本簿面是乾隆三十年正月所录，另有一本与此一色，然上骱最细"，中国中医科学院图书馆藏恒兴堂民国十年（1921）抄本也有类似记载。据此推测，当时存有若干同名或名称相近抄本，且各本内容皆有一定差异，盖抄者各增所见而致。初始成书应不晚于乾隆年间，作者生活于 18 世纪或更早。

二、现有存书情况

《接骨全书》现仅存抄本，未见刊刻，收藏单位有南京中医药大学图书馆、中国中医科学院图书馆、国家图书馆、中国科学院图书馆、天津医学高等专科学校图书馆、上海图书馆等。经查阅原件并进行比对后发现，诸家所藏抄本在内容、抄写形式及字体等方面均存在不同程度的差异。

天津医学高等专科学校图书馆藏朱国栋录抄本，据书中记载抄于嘉庆庚午年（1810），抄录时间可能早于其他抄本，但所载内容不完整，如治疗损伤肋骨方仅有损伤左边第一至第四根肋骨方。天津医学高等专科学校图书馆藏另一抄本类似经折本，所载内容比朱国栋录抄本更少，可看作是朱国栋录抄本的摘抄本。上海图书馆藏有《世传秘方》《接骨入骱全书》《伤科合药摘要》合抄本，其中《接骨入骱全书》部分记载"同治拾年巧月朱韵香抄"，抄写年代可能亦较早，但未收方剂，并少其他内容。其余抄本中，以南京中医药大学图书馆藏清光绪九年（1883）抄本抄写年代为早，相对而言内容完整，讹误较少，且版面整洁，文字清晰。

南京中医药大学图书馆藏抄本与中国科学院图书馆藏清光绪二十三年（1897）抄本，两者内容及顺序相同，字句异文较少。其他诸抄本，内容及顺序均有不同程度的互异。有关损伤证治及接骨入骱奇妙手法诸抄本均有记载，但文字或多或少有所不同。损伤证治涉及的四十余首方剂，除上海图书馆藏《世传秘方》《接骨入骱全书》《伤科合药摘要》合抄本中未收外，其他诸抄本均收录，但组成药物及炮制方法与剂量或稍有不同。其他方剂，诸抄本收录相差较大或完全不同。诸抄本间的内容互异，疑在传抄过程中各据己见而修改或误抄，或所见之书有残缺，或增补自己心得及他书内容而致。

近年出版的陆拯《近代中医珍本集·伤科分册》、丁继华《伤科集成》中均收入该书，另有河北新医大学中医系1972年蜡纸刻写油印本。陆拯《近代中医珍本集》伤科分册中收录的徐瑛《接骨全书》是以清光绪九年（1883）抄本为底本，但未列校本，从该书校记来看所作改动基本上是依据文义。丁继华《伤科集成》中收录的徐瑛《接骨全书》所依据底本书中没有记载，从文字内容看，推测是选用中国科学院图书馆藏清光绪二十三年（1897）抄本或中国中医科学院图书馆藏1961年抄本，文字改动情况没有出校记说明，亦未列校本。

此外，严世芸《中国医籍通考》中所记述的《接骨全书》为清代徐赓云（字撷芸）等编《味义根斋偶抄》中所收之书，而非徐瑛《接骨全书》。《味义根斋偶抄》十八卷，系徐氏等对明清医家黄贞甫、徐灵胎等部分遗著加以增校汇编而成，其中有"接骨全书"二卷，述接骨手法、治疗方药、预后判断，现存清嘉庆十五年（1810）抄本，上海交通大学医学院（原上海第二医科大学）图书馆有收藏。

总 书 目

I

本　草